中医四诊歌诀白话解

（北京中医药大学基础医学院）

主　审　翟双庆

主　编　李　峰　关　静　马　捷

副主编　宋月晗　刘　燕　王凤云

编　委　李鹏英　张丽君　张　煜
　　　　杨毅玲　张淑静　刘　晶
　　　　毛　萌　伍　凌　吴凤芝
　　　　赵　歆

北京科学技术出版社

图书在版编目（CIP）数据

中医四诊歌诀白话解/李峰，关静，马捷主编．—北京：北京科学技术出版社，2015.8
ISBN 978-7-5304-7885-1

Ⅰ.①中…　Ⅱ.①李…②关…③马…　Ⅲ.①四诊-诊法-方歌-汇编　Ⅳ.①R241.2

中国版本图书馆 CIP 数据核字（2015）第 160921 号

中医四诊歌诀白话解

主　　编：李　峰　关　静　马　捷
策划编辑：赵　晶
责任编辑：唐晓波
责任校对：黄立辉
责任印制：李　茗
出 版 人：曾庆宇
出版发行：北京科学技术出版社
社　　址：北京西直门南大街 16 号
邮政编码：100035
电话传真：0086-10-66135495（总编室）
　　　　　0086-10-66113227（发行部）
　　　　　0086-10-66161952（发行部传真）
电子信箱：bjkj@bjkjpress.com
网　　址：www.bkydw.cn
经　　销：新华书店
印　　刷：保定市中画美凯印刷有限公司
开　　本：720mm×980mm　1/16
字　　数：150 千
印　　张：9.75
版　　次：2015 年 8 月第 1 版
印　　次：2015 年 8 月第 1 次印刷
ISBN 978-7-5304-7885-1/R·1952

定　价：25.00 元

序

我国高等中医药教育自1956年诞生之日起在探索、改革、发展中一路走来。课程体系从无到有，到不断完善形成系统；教育理念不断更新，到教学方法和手段的变革；通过多年的研究和实践，在中医学科特点和中医人才成长规律的问题上，我们已经有了较清晰的认识：中医药以浓厚的中国传统文化为底蕴，凸显理论与实践相结合，强调整体思维与辨证思维，其人才成长规律是“读经典、跟名师、做临床”。因此，我们认为中医人才培养的最佳模式是将传统中医教育的精华融入现代院校教育中。

背诵是中国传统的学习方法，如私塾教育，在我国有几千年的历史，背诵就是其主要教学手段，可以说背诵已成为传承中华民族优秀文化厚重的基石。中医学作为中国传统文化中的一朵奇葩，背诵同样也是学习中医的重要方法。自古以来，背诵经典原文和歌诀就是中医的基本功。作为“医家之宗”的《黄帝内经》在《素问·著至教论》中指出：“子知医之道乎？……诵而未能解，解而未能别，别而未能明，明而未能彰。”将学习中医学的方法总结为诵、解、别、明、彰五法，而诵读经典原文和歌诀就成为中医学入门学习的必经之路。《医宗金鉴·凡例》中也说：“医者书不熟则理不明，理不明则识不清，临证游移，漫无定见，药证不合，难以凑效”，可见背诵是熟识明理的重要前提。同时背诵也是建立中医临床思维的重要手段。语言是思维的外壳和工具，只有对古代医学论述熟练掌握，才能形成相应的思维模式和习惯，为学习和应用中医临床知识奠定良好的基础。

为了更好的对中医经典内容进行背诵记忆，历代中医先贤编写了大量相关歌诀，如《药性赋》、《濒湖脉学》、《汤头歌诀》等，背诵各类歌诀也成为学习中医知识的必修内容，熟诵歌诀，有助于帮助我们记忆中医相关理论知识，尤其是将各类歌诀背诵熟烂于心中，再结合临床实践，不断积累、体会总结，理论联系实际，就能更好的理解中医基本理论知识，掌握相关临床技能。

为了使初学者更好地学习记忆和理解中医理论中的重点、要点，“传统中医培养手册”这套丛书在研究总结中国传统教育理念和方法的基础上，根据中医传统教育模式和方法，将中医基础理论、诊法、辨证、中药、方剂等相关内容进行整理，将《汤头歌诀》、方剂学教材中的七言歌诀、《药性歌括四百味》等大家比较熟悉的经典常用歌诀纳入其中，并根据高等中医教育教学大纲，选取一些应知应会、需要熟记的内容，用韵语编成诗歌赋体，使其言简意赅，读之朗朗上口，便于使用、记忆。同时，通过歌括总括、难点注释、歌诀详解等内容，使相关内容更容易理解，更全面、丰富、实用。这套丛书包括《中医基础理论歌诀白话解》、《中医四诊歌诀白话解》、《辨证论治歌诀白话解》、《中药学歌诀白话解学》和《方剂学歌诀白话解》五个分册，详略得当，主次分明，通俗易懂，更便于读者学习、掌握和应用。这种将传统中医教学方法和现代教育教学理念相结合的成果为我们今天学习中医提供了良好的工具。

翟双庆

2013 年 1 月 21 日

编写说明

一、本书主要采用歌诀的形式编写中医四诊的内容，言简意赅，如同背诵方歌一样，易于医务工作者及中医学者记诵，更加便于学习掌握和临床应用。

二、本书主体内容包括望诊歌诀、闻诊歌诀、问诊歌诀、切诊歌诀四个分章，每一章节篇首均附有“总体概要”，提纲挈领。

三、本书每节内容包括“诊断歌诀”、“难点注释”、“歌诀总括”、“歌诀详解”、“名言名句”五个部分，分别对歌诀加以注释及延伸。

四、限于篇幅，对于历代名家名句，本着既要反映具有代表性的观点，又要减少重复的原则而择优录入，引用处保持原貌，未加评按。

五、本书所引书目均附于条文之后。

由于经验不足，书中不足之处在所难免，希望读者批评指正。

本书编委

2012 年 1 月 11 日

【目 录】

四诊概要

能合色脉可万全，切以指参问以言。
耳听音兮目察色，明斯诊道识根源。
摘自《四诊秘录》。

【歌诀总括】

本段阐释了望、闻、问、切四诊在中医临床中的意义，并突出应用望诊中的色诊与切诊中的脉诊相互参阅，并与闻诊、问诊相互印证，才能识辨病机，探究疾病之本源。

【歌诀详解】

人是一个有机的整体，各种病因、邪正之间是相互作用的，疾病的过程存在着因果的转化，局部与整体不可分割，对于这种复杂系统的认识和分析，就必须从整体上去把握，不可将其分割而论。所以，五脏受邪，其病理变化可通过体外的表征为医师所辨析，即运用望、闻、问、切四法，采集患者的症状、体征等相关资料，进而分析病机，判断证候，确立诊断。

准确把握患者的病情发展脉络，则要在“四诊合参”的基础上，从不同角度收集临床资料进行综合分析。这就需要通过望、闻、问、切四诊，同时相互验证，以辨别疾病的主要矛盾（即主病），并以此辨证，最终达到“病证结合”的诊疗目的。诊法合参，是要用望、闻、问、切的方法综合收集病情，这种诊察方法当然也不排除我们现在能够借助的一些检测手段。

【名言名句】

《难经·六十一难》：“望而知之谓之神，闻而知之谓之圣，问而知之谓之工，切而知之谓之巧。”

《古今医统大全》：“望闻问切四字，诚为医之纲领。”

《医门法律》：“望闻问切，医之不可缺一。”

《医宗金鉴·四诊心法要诀》：“望以目察，闻以耳占，问以言审，切以指参。明斯诊道，识病根源。”

第一章 望　诊

第一节 望诊概要

识病必先用望诊，神色体态细查审。

整体局部辨要详，司外揣内①是根本。

【难点注释】

①司外揣内："司外"是观察外部的病理现象，"揣内"就是推测内脏的病理变化。通过外部的病理现象来推测内脏的病理变化，从外可以知道内。即"有诸内者，必形诸外"，提示脏腑气血盈亏可反映于体表变化，故诊察周身神、色、形态的异常，即可洞悉脏腑的病变，所以望诊既是"司外揣内"的最好诠释，又是四诊不可缺少的诊法之一。

【歌诀总括】

望诊，是对患者的神、色、形、态、舌象等进行有目的的观察，以测知内脏病变，中医通过大量的医疗实践，逐渐认识到机体外部，特别是面部、舌质，舌苔与脏腑的关系非常密切。如果脏腑阴阳、气血有了变化，就必然反映到体表。正如《灵枢·本脏》所说："视其外应，以知其内脏，则知所病矣"，本段概述了望诊在中医四诊中的重要地位以及诊察内容，并提示了"司外揣内"的临床意义。

望诊包括一般望诊和舌诊两部分内容，一般望诊又包括整体望诊、局部望诊、望排出物、望小儿指纹等，舌诊包括望舌质与望舌苔。

【歌诀详解】

望诊包括一般望诊和舌诊两部分内容，一般望诊又包括整体望诊、局部望诊、望排出物、望小儿指纹等，舌诊包括望舌质与望舌苔。其具体方法就是通过医生的眼睛去看患者的神、色、形、态、舌象、排出物、小儿指纹等等这些内容。望诊是有针对性的对患者整体及局部的征象进行观察，并分析其病因的一种具有中医特色的传统诊法。

望、闻、问、切四诊，是调查了解疾病的四种诊断方法，各有其独特的作用，不应该相互取代，只能互相结合，取长补短。四诊之间是相互联系、不可分割的，因此在临床运用时，必须将它们有机地结合起来，也就是要“四诊合参”。只有这样才能全面而系统地了解病情，作出正确的判断。只强调某个诊法的重要性，而忽略其他诊法的做法都是不对的。自从王叔和以后，诊脉和舌诊都有很大的发展，因而有些医生便出现一种偏向，往往夸大脉诊，或夸大脉诊和舌诊，一按脉、一望舌便判定病情，鲁莽地下处方用药，而忽视“四诊和参”的原则，这是不对的。因为疾病的发生、发展是复杂多变的，证候有真象也有假象，有的假在脉上，有的假在症上，所以临床上有“舍脉从症”和“舍症从脉”的方法。如果四诊不全，便得不到患者全面、详细的资料，辨证就会有所欠缺，从而准确性不高，甚至发生错误导致很严重的后果。

【名言名句】

《灵枢·本脏》：“视其外应，以知其内脏，则知所病矣。”

《四诊抉微》：“四诊为岐黄之首务，而望尤为切紧。”

《丹溪心法》：“欲知其内者，当以观乎外；诊于外者，斯以知其内。盖有诸内者，必形诸外。”

第二节　全身望诊

一、望神

神[①]气本是人中精，消长盛衰视病情。
重察双目辨气色，神形合参细分明。

【难点注释】

①神：神有广义和狭义之分，广义的神是指人体生命活动的

整体外在表现，狭义的神是指人的精神活动，即精神状况、意识思维、情感等等。“神”是以先后天精气为物质基础的一种综合表现。所以，观察神气衰旺可以辨析五脏气血盈亏、病情轻重及预后状况。

【歌诀总括】

人体之神源自先天之精，又依赖于后天脾胃的滋养。气血调和，反映在人体则神志清楚，语言清晰，目光充沛，精彩内含，皮肤红润，身坚体壮，运动灵活，这是健康或病情轻浅的表现。反之，精神萎靡，表情淡漠，目光晦暗，反应迟钝，甚至神志不清，则表示病情较重。因此，病情的轻浅、深重均可由患者的“神”来体现。神主要是通过双目的神采所反映，故望神尤以望目为要，但同时也要审查形体变化，以进行综合分析。

神主要是通过双目的神采所反映，故望神尤以望目为要，但同时也要审查形体变化，以进行综合分析。

【歌诀详解】

望神，即观察人体生命活动的外在表现，包括机体状态与精神状态。神的表现主要是四个方面，即两目、气色、神情、体态。除了这四个方面，其他的方面也可以反映有神无神，比如舌象、脉象、肌肉、皮肤等等，尤以眼神变化为望神的首务。

目光：正常人目光充沛，精彩内含，运动灵活，视物清晰，这是有神的表现。提示其脏腑精气充沛。

色泽：色泽主要是指皮肤，实际上它包括整个体表组织，皮肤、指甲、口唇等部位，其中以指面部色泽望诊最为主要。

神情：即望患者的精神、情志，分析心神变化。

体态：望患者的形体和姿态，形体丰满还是消瘦，姿态是活动自如还是艰难。

【名言名句】

《灵枢·大惑论》：“目者，心使也。”“五脏六腑之精气，皆上注于目，而为之精。”

《望诊遵经》：“人之神气，栖于两目。”

1. 得神

精充神旺反应灵，神采飞扬目睛宣。
面色红润呼吸稳，肌肉充盛觅神机。

【歌诀总括】

得神具体表现为志清语明，表情自然，面色荣润，双目明亮，神采内敛，动作灵活，体态自如，呼吸平稳，肌肉不削。本段概述了人体“得神”时的具体表现，即从目神、面色、呼吸、肌肉四个方面进行分析。

【歌诀详解】

“得神”，即“有神”，是精气充沛的表现。若在患病期间，提示其病情尚轻，正气未伤，预后良好。临床表现为神志清楚，语言清晰，面色红润，表情自然，是心精气充足的体现；目光充沛，精采内含，视物清晰，反应灵敏，动作灵活，体态自如，是肝肾精气旺盛的体现；呼吸平稳，肌肉不削，是肺脾经调和的体现。

【名言名句】

《素问·移精变气论篇》：“得神者昌，失神者亡。”

《医原》：“神气云者，有光有体是也。”

2. 失神

神衰乃是精亏病，双目无光色晦生。
大肉为削①动作难，神靡②只在旦夕间。
无神亦可邪盛致，谵语躁狂呼吸鸣。
霄壤相判③识病机，一补一攻当分明。

【难点注释】

①大肉为削：指体态消瘦，可见筋骨，提示病情较重，精气内耗严重。

②神靡：即“精神萎靡”，是一种精神异常现象。主要表现为情绪低落，兴趣减低，悲观，思维迟缓，缺乏主动性，自责自罪，饮食、睡眠差等。常会担心自己患有各种疾病，感到全身多处不适。

③霄壤相判：即“霄壤之别”，出自《抱朴子·内篇·论仙》：“趋舍所尚，耳目之欲，其为不同，已有天壤之觉（较），冰炭之乖矣”。意为天和地，一极在上，一极在下，比喻差别极大。

【歌诀总括】

失神表现为目光无神、神思昏乱、言语不清、面色无华、气息不顺、肌肉瘦削、二便失禁等。本段叙述了“失神”的具体表现，并提示失神分为正虚失神与邪盛失神两类，临床中应分清虚实病机进行论治，以避免“虚虚实实”之误。

【歌诀详解】

“失神”，即“无神”，失神病名首见于《素问·移精变气论篇》：“得神者昌，失神者亡”，是精气亏衰的综合表现，提示病情重笃，预后不良。临床表现为邪盛者，神昏谵语，循衣摸床，撮空理线；或壮热神昏，气粗痰鸣；或卒倒而牙关紧闭。正虚者，精神萎靡，面色晦暗，表情淡漠，目暗无神，动作迟钝，呼吸微弱，肉削著骨。

【名言名句】

《望诊遵经》：“夫清明者，神之着。灵动者，神之用。得神则生，失神则死。”

3. 少神

少神①介于二者间，两目乏神少气言。
肌肉松软体无力，神气不足是根源。

【难点注释】

①少神：即“神气不足”，是正虚尚未至极的表现，提示病情进入由轻至重的过渡期。

【歌诀总括】

少神，即精神萎靡，表现为目光乏神，面色少华，少气低言，肌肉松软，动作迟缓等。少神病情介于“得神”与“失神”之间，提示病情进入过渡期，需仔细辨治，以扭转病机。

少神病情介于“得神”与“失神”之间，提示病情进入过渡期，需仔细辨治，以扭转病机。

【名言名句】

《诊宗三昧》：“清虚中有种枯涩少神，其人虽丰，目下必不适意。”

4. 假神①

神机转佳当细辨，弥留之际②反精神。
两颧泛红言家人，残灯复明一线间。

【难点注释】

①假神：即失神患者突然出现的精神暂时转佳的假象，是由于精气衰竭，阴阳相离所致，古人喻其“回光返照”、“残灯复明”。多提示临终预兆。

②弥留之际：语出《尚书·顾命》：“病日臻，既弥留”。本指久病不愈，后多指病重将死。际：时候。

【歌诀总括】

假神是由于精气衰竭已极，阴不敛阳，以致虚阳外越，暴露出一时“好转”的假象。重危患者突然出现精神、食欲等暂时“好转”的虚假表现。本节概述了假神的具体特征，并指出其与“重病转安”的区别。

假神是由于精气衰竭已极，阴不敛阳，以致虚阳外越，暴露出一时“好转”的假象。

【歌诀详解】

假神具体可表现为：重病垂危之人，突然精神转佳，目光转亮；或久病面色晦滞，突然双颧泛赤如妆；或语声低微，忽而言语不休，语言响亮；或食欲不佳，忽而欲进饮食。

假神与“重病好转”的辨别要点：假神的表现突然，与整体病情不符，只为局部暂时好转，并非整体转佳。重病好转是在治疗有效的前提下出现的，是一个逐渐好转，全身状况同步好转的过程。

重病好转是在治疗有效的前提下出现的，是一个逐渐好转，全身状况同步好转的过程。

5. 神乱

神乱[①]本为四般情[②]，一静一动细体明。
静者多由痰虚起，躁动方是痰火生。

【难点注释】

①神乱：即狭义之神的异常表现，指神志错乱失常。

②四般情：指神乱所涉及的“淡漠型”与“躁动型”，每型各有两种疾病，故称“四般情”。

【歌诀总括】

“神乱”可分为“神气不足”与“神志异常”两类，各具不同的病机特点。

【歌诀详解】

（1）淡漠型：癫病、痴呆等。

本虚标实正是本病的基本病机。

痴呆，表现为健忘，失眠，丢三落四，不认亲人，语言颠倒，失语，流口水，神情呆滞，幻听幻想，肢体麻木，大小便失禁，手脚震颤等。本虚标实正是本病的基本病机。正虚可以生痰生瘀，痰瘀又可加重正虚，二者互为因果，导致了病情的发生发展。

癫病，表现为精神抑郁，表情淡漠，沉默痴呆，喃喃自语，出言无序，静而少动等。主因情志所伤，或先天遗传，导致痰气郁结，蒙蔽心窍，或阴阳失调所致。

(2) 躁动型：神志异常，具有易于激动、兴奋的临床特征。一般包括神志不宁、精神躁狂等病。

神志不宁：指烦热不安，躁扰不宁。主因心火炽盛、痰火扰心、阴虚火旺。具体表现为烦躁易怒、坐卧不宁，心悸失眠。

精神躁狂：指精神激动而致狂乱。主因肝经热盛或痰火上扰，阳明热盛，热扰心神；或秽浊上干；或血蓄下焦，瘀热上冲等所致。临床表现为躁狂行乱，打人毁物，怒骂不休，甚则登高而歌，弃衣而走。

【名言名句】

《诸病源候论·癫狂候》："癫者，卒发仆地，吐涎沫，口歪目急，手足缭戾，无所觉知，良久乃苏。"

《望诊遵经》："若剧者，发则不识人，循衣摸床，惕而不安，微喘直视，脉弦者生，涩者死。"

《张氏医通》："循衣撮空，心虚败证也。"

二、望色

1. 面部色诊的意义

左颊属肝右颊肺，额心颏肾鼻脾位①。
本部本色病深浅，若见他颜按法类。
摘自《四诊秘录》。

【难点注释】

①左颊属肝右颊肺，额心颏肾鼻脾位：是《素问·刺热论篇》论述面部色诊的总结，即"左颊候肝，右颊候肺，额候心，鼻候脾，颏候肾"。

【歌诀总括】

本节概述了《素问·刺热论篇》所载的面部五脏分属的排布规律，并提出面部“位置—色泽—五脏”的分析方法，提示面部色泽深浅可预示病情深浅及转归情况。

【歌诀详解】

中医色诊是中医望诊中重要的组成部分。“色”是指人体病理生理情况通过血液、血管、心脏等因素综合作用在皮肤表面的反映。而“色诊”一词是指通过观察患者皮肤色泽变化来诊察病情的方法，包括四肢皮肤、面部色泽等等。《素问·阴阳应象大论篇》曾言：“善诊者，察色按脉，先别阴阳”，即在应诊时，首先看到的就是病者的“气色”。所以，“色诊”是望诊中的一部分，也是四诊中的首诊。近年来，无论是从古籍挖掘，还是应用现代化设备进行客观化分析，都可以认为色诊的研究已成为了中医诊断学探索的热点。

“色”是指人体病理生理情况通过血液、血管、心脏等因素综合作用在皮肤表面的反映。

凡是可以被医生望到，如头发、面部、口腔、呕吐物、大小便等等，且有颜色反应的，都属于色诊的范畴，尤其以面部色诊为主。脏腑为患，在面部相应区域皆可表现为色泽的变化。故通过以色定位，以位辨脏，使得面部色诊灵活多变，即可同时辨析患者的病位与病性。

【名言名句】

《素问·阴阳应象大论篇》：“善诊者，察色按脉，先别阴阳。”

《素问·刺热论篇》：“左颊候肝，右颊候肺，额候心，鼻候脾，颏候肾。”

《灵枢·五色》：“庭者，首面也；阙上者，咽喉也；阙中者，肺也；下极者，心也；直下者，肝也；肝左者，胆也；下者，脾也；方上者，胃也；中央者，大肠也；挟大肠者，肾也；当肾者，脐也；面王以上者，小肠也；面王以下者，膀胱子处也。”

《望诊遵经》：“有气不患无色，有色不可无气也。”

《四诊抉微》：“气由脏发，色随气华。”

2. 常色

(1) 主色

天有五气食入鼻，藏于五脏上面溢。
肝青心赤及脾黄，肺白肾玄[①]五脏宜。
摘自《四诊秘录》。

【难点注释】

①玄：即黑色。

【歌诀总括】

人禀受天地之气，加之自身运化水谷之气，循行五脏化为精气，运行于周身，现于肌表，则呈现青、赤、黄、白、黑五色，分属五脏，而本节概述了五脏主色的生理意义。

【歌诀详解】

主色，是指人终身不变的基本肤色。依据体质不同，每个人的肤色不完全一致。古人将五行理论引入于此，并形成了五色体质。而我国人民属于黄色人种，一般肤色都呈微黄，所以古人称微黄为正色。在此基础上又可分五行之色。其中，木形者，肤色稍青；火形者，肤色稍红；土形者，肤色稍黄；金形者，肤色稍白；水形者，肤色稍黑。

木形者，肤色稍青；火形者，肤色稍红；土形者，肤色稍黄；金形者，肤色稍白；水形者，肤色稍黑。

气色同至者善，明亮润泽含蓄，主健康无病或虽病亦轻。

气色相参而分善恶。气色同至者善，明亮润泽含蓄，主健康无病或虽病亦轻。气至色不至者病，居善恶之间，为美容和治疗的主要对象。另外，《形色外诊简摩》中记载“夫五色有光，明亮是也。五色有体，润泽是也。光者无形，为阳主气。体者有象，为阴主血”，此法多运用到美容。欲颜面明亮当温养阳气，阳气充沛则容光焕发；欲颜面润泽则宜滋补阴精，阴精充足则滋润娇嫩。颜面总体气色可以察“散色”以定性，色部气色能够辨“抟色”以定位。二者结合可以深入了解病情。

【名言名句】

《灵枢·五色》：“以五色命脏，青为肝，赤为心，白为肺，黄为脾，黑为肾。”

《望诊遵经》：“光明者，神气之著；润泽者，精血之充。”

《形色外诊简摩》：“夫五色有光，明亮是也。五色有体，润泽是也。光者无形，为阳主气。体者有象，为阴主血。”

《医宗金鉴·四诊心法要诀》：“五脏之色，随五行之人而见，百岁不变，故为主色。”

（2）客色

四季变化显面颊，卫气浮沉面色分。

七情[1]可待容妆改，明润含蓄非病彰。

【难点注释】

①七情：即喜、怒、忧、思、悲、恐、惊七种情志变化。七情与脏腑的功能活动有着密切的关系，七情分属五脏，以喜、怒、思、悲、恐为代表，称为“五志”。七情是人体对外界客观事物的不同反映，是生命活动的正常现象，不会使人发病。但在突然、强烈或长期性的情志刺激下，超过了正常的生理活动范围，人体不能适应时，使脏腑气血功能紊乱，就会导致疾病的发生，这时的七情就成为致病因素，而且是导致内伤疾病的主要因素之一，故称为内伤七情。

【歌诀总括】

客色，即由于生活条件的变动，人的面色也随之变化，属常色范畴。本节概述了正常面色可随气候、昼夜、情绪、饮酒、饥饱等因素而变化，但总以“含蓄明润”为特征，这是与病色相区别的要点。

【歌诀详解】

客色是随着气候、季节、年龄、温度、情绪等的变化，人的面色也随之变化，但尚在正常范围之内，因此仍具有明润光泽的特点，被称为客色。

（1）生理表现：四时气候：春季，面色稍青；夏季，面色稍赤；长夏，面色稍黄；秋季，面色稍白；冬季，面色稍黑。

昼夜：白昼，卫气外浮，面色略红；黑夜，卫气沉潜，面色微淡。

情绪：喜者，神气飞扬，面色稍赤；怒者，肝气横逆，面色稍青；忧者，气聚于中，面色稍沉暗；思者，脾气结滞，面色稍黄；悲者，气消于内，面泽稍干；恐者，精神涣散，面色稍白。

（2）鉴别要点：无论由何种因素导致面色改变，只要具备含蓄明润的特点，即非病色所现。

【名言名句】

《医宗金鉴·四诊心法要诀》："四时之色，随四时加临，推迁不常，故为客色也。"

3. 病色

> 青如苍壁[①]不如蓝，赤裹朱砂败血难。
> 黑宜熏漆白鹅羽[②]，罗裹雄黄黄土残[③]。
> 摘自《四诊秘录》。

【难点注释】

①苍璧：石青色，色如萎蔫的草，没有光泽。

②白鹅羽：色泽如鹅羽毛没有光泽，如枯骨、食盐之色。

③黄土残：色泽如黄土伏地，苍黄无华。

【歌诀总括】

病色，即有病的时候的颜色，就是病中所出现的面色。病中所出现的面色，分为善色和恶色。古代医家将其用日常事物加以比拟，使临床应用更加直观。本节提示病色按皮肤有无光泽，可分为善色和恶色二类，其五色表现各不相同，应以区别。

【歌诀详解】

病色，与患病轻重、病性、病位等多种因素有关，主要分为善色和恶色。

常色主因脏腑精气未衰，尚可荣华于面。提示病情轻浅，预后较佳。

恶色提示病情危重，预后不良。

善色，指患者虽病但仍有光泽，即是明润含蓄，它还具有常色的特点，虽然颜色不正常了，但是它的气仍然存在，就是它的光泽、明亮度仍然比较好。所以，常色主因脏腑精气未衰，尚可荣华于面。提示病情轻浅，预后较佳。

恶色，面色变化，晦暗枯槁，主因胃气已衰，精气大败，不能荣华于面。恶色提示病情危重，预后不良。

【名言名句】

《素问·脉要精微论篇》："夫精明五色者，气之华也，赤欲如白裹朱，不欲如赭；白欲如鹅羽，不欲如盐；青欲如苍璧之泽，不欲如蓝；黄欲如罗裹雄黄，不欲如黄土；黑欲如重漆色，不欲如地苍。五色精微象见矣，其寿不久也。”“征其脉小色不夺者，新病也；征其脉不夺其色夺者，此久病也。”

4. 五色主病

病有气色见面部，愿闻师说开愚鲁。
鼻头微黑水气证，腹痛色青肠冷苦①。
色黄下热上胸寒，苍白血亡不待言。
冬若见红为必死，目睛直视痉无援②。
色青为痛赤为风，黄主便难鼻准中③。
内有留饮鲜明色，设黑为劳肾④气空。
摘自《四诊秘录》。

【难点注释】

①鼻头微黑水气证，腹痛色青肠冷苦：是《金匮要略》观色占病之法，即鼻头微黑，有水气；鼻头色青为腹中痛或腹中冷。

②目睛直视痉无援：指目睛直视正圆不合如鱼眼者。痉，不治。

③黄主便难鼻准中：鼻准头儿黄者溲溺难。

④劳肾：即肾劳，因劳损伤肾所致的病证。症见腰痛、小便不利或有余沥、小腹满急、遗精、白浊、阴囊湿痒等。

【歌诀总括】

《石室秘录》中有“看病必察色，察色必观面，面各有部位，不可不知”的论断。所以，人体的面部为全息图谱，望面色是与现代全息生物学的理论相一致的，同时也是现存中医学中最完善的全息诊断方法之一。本节从五色主病入手，辨析青、赤、黄、白、黑诸色所反映的病变部位及病邪的性质。

【歌诀详解】

五色分属五脏，本为常色，但由于病邪内侵，脏腑气血变化，进而形成病色。

(1) 主要病机：

青色：气血不畅，经脉瘀滞。

赤色：热盛充血，脉络扩张。

黄色：脾虚失运，湿邪停滞。

白色：真阳内损，气血亏虚。

黑色：阴阳俱虚，水停瘀滞。

（2）临床表现：

表1-1　五色的临床表现

病色	临床表现
青色	寒证（淡青：虚寒，青黑：实寒） 瘀血（面青灰、唇青紫：心阳衰、心阳脱） 肝病，痛证，惊风（眉间、鼻柱、唇周色青）
赤色	实热（满面通红） 阴虚阳亢（两颧潮红）
黄色	脾虚（淡黄晦暗无泽：脾胃气虚，苍黄：肝郁脾虚） 湿证（鲜如橘皮：阳黄，晦暗如熏：阴黄）
白色	气血不足（淡白无华），阳虚水泛（㿠白），阳气暴脱（苍白）
黑色	肾阳虚（面黑淡暗），肾阴虚（面黑干焦） 肾虚水停（眼眶色黑），瘀血（黧黑）

赤色别表里；黄色辨病因；便色判虚实。

（3）色诊与病因、病性的关系：赤色别表里，如面色发红，病位在表；黄色辨病因，如阳黄、阴黄、瘀血发黄等不同病机所反映的病色亦不同；便色判虚实，如大便色纯青为里热实证，而小便色白为里虚寒证。具体疾病应针对病因、病机分析，如在论及肝脏疾病色诊的方法时，《医宗必读·遗精》载：“肝病而遗者，色青而筋痿”；《杂病源流犀烛·痰饮源流》论：“在肝曰风痰，其色青，吐出如沫，多泡，四肢闷满，躁怒，大便闭，脉必弦”；《医贯·血证论》言：“有怒气伤肝而成吐衄者，其人必唇青面青脉弦”；《冯氏锦囊秘录》曰：“左脸红者，主肝风身热拘急”，进而认为色青对诊断肝病确有一定的指导意义，但青色非专主肝病，故五色诊法应与其他诊法互参。此外，应将五色与人身脏腑部位结合起来，即“或察色以言脏”、“或察部以言脏”，才能保证辨证的准确性。

“大凡吐乳泻青色者属惊，法当平肝补脾。吐泻青白色者属寒，法当温补脾土”

（4）小儿色诊：张景岳在小儿色诊方面的论述具有独到之处，其在《景岳全书》中提及小儿“吐乳”、“痘疹”等疾病应用色诊辨证论治。张氏认为："大凡吐乳泻青色者属惊，法当平肝补脾。吐泻青白色者属寒，法当温补脾土"，在其辨治上从肝脾入手，多用东垣清胃散、六君子汤、葛花解醒汤等方。

小儿具有特殊的体质，其色诊也应有特殊的辨识方法。其理论可归结为：①面色青：为气血郁阻，经脉不通；②面色红：为热迫血旺，上充面络；③面色黄：为脾虚失运，水谷不化，水湿内停；④面色白：为气虚血少，寒凝经脉，耗气失血，经脉空虚；⑤面色黑：为极度营养不良，肺气肿、肺心病等危证。

【名言名句】

《灵枢·五色》："青黑为痛，黄赤为热，白为寒。"

《医宗必读·遗精》："肝病而遗者，色青而筋痿。"

《冯氏锦囊秘录》："左脸红者，主肝风身热拘急。"

《石室秘录》："看病必察色，察色必观面，面各有部位，不可不知。"

《景岳全书》："大凡吐乳泻青色者属惊，法当平肝补脾。吐泻青白色者属寒，法当温补脾土。"

5. 望色十法①

大凡云散最为良，抟聚滞凝邪势强。
浮泽显明新外疾，暗沉浊久内非祥。
摘自《四诊秘录》。

【难点注释】

①望色十法：根据面部的色泽情况把它分成十类变化，归纳为十个字，以说明病性、病位以及它的转归，其首先见于《灵枢·五色》。

【歌诀总括】

本节为清代名医沂澹庵所总结的色诊要领。十法与疾病的表里、阴阳、虚实、新久、轻重相对应，以明辨其转归预后。

【歌诀详解】

《四诊秘录》言"凡诸病之色，如云雾彻散主病将愈，易治也。着色抟聚滞凝主病渐进，邪势强盛，难治也。色浅为浮，主病在外，若得光泽显明，主新病与轻病也。色深为沉，主病在内，若更浊滞晦暗，主久病与重病也”，此深刻揭示了望色十法的真谛，即“浮沉分表里，清浊辨阴阳，微甚理虚实，散抟断久新，泽夭判轻重”。

“浮沉分表里，清浊辨阴阳，微甚理虚实，散抟断久新，泽夭判轻重”

浮沉：浮是指色显于皮肤的外面，光鲜浮华。沉指流于皮肤的里面，沉隐闭藏。

清浊：清者，清明光洁，比较清楚，多半是属于阳证。浊者，霉浊晦暗、浑浊，多半是阴证。

微甚：微是指颜色轻淡，涉及病情轻浅，其归为虚。甚是指颜色比较浓，邪气比较重，其归为实。微是邪气不甚，所以颜色不深。患者色泽由微变甚，即颜色比较浅变得较深，即病情由虚变实，加重之象；由甚变微，是病情由实变虚，渐而好转之象。

散抟：散是指色泽疏散，边界模糊，松散、疏散的一种状态，见于新病，或是病邪将散。抟是指颜色聚集，并且较为清楚，见于久病，邪气在这里逐渐集聚。若由抟变成散，提示虽病而邪气驱散的趋势；由散而变抟是病虽然不久，但是邪气正在聚集。

泽夭：泽指明润光泽，说明精气未衰，病轻易治。夭指晦暗枯槁，失去光泽，病情较重。

【名言名句】

《望诊遵经》：“大凡望诊，先分部位，后观气色，欲识五色之精微，当知十法之纲领。”“倘色夭不泽，虽相生亦难调治；色泽不夭，虽相克亦可救疗。”

三、望形体

1. 望形体强弱、胖瘦

身体强壮气血盛，羸弱①方知内脏衰。

肥人多为痰湿风，瘦者虚火痨嗽②生。

【难点注释】

①羸弱：指身体极度消瘦、柔弱。

②痨嗽：即指肺痨与痰嗽。

【歌诀总括】

气血充盛是身体坚实的基础，无论外邪感袭，还是内生他病，均可表现为患者形体的改变。所以，本节概述了形体强弱、胖瘦与疾病的关系，并总结为“肥人多痰湿，多中风”与“瘦人多虚火，多痨嗽”之说。

“肥人多痰湿，多中风”；“瘦人多虚火，多痨嗽”

【歌诀详解】

人的形体与五脏相合，望形体即可辨析脏腑气血的盛衰。观察患者体质的强弱胖瘦、体质类型、五体的异常表现以及皮、肉、筋、骨、脉特殊的表现等，是诊察病情的一种方法。其主要体现为三个方面，强弱胖瘦、体质类型、五体的异常。

（1）生理状态：观察患者的强弱肥瘦，可以判断其体质强弱，诊察其精气的盛衰。

形体强壮者，胸廓宽厚，肌肉壮实，骨坚筋强，皮肤光润，提示脏腑气血充盈，抗病力强，预后较佳。形体羸弱者，胸廓狭窄，身形瘦弱，筋弱骨细，皮肤枯涩，提示脏腑气血虚衰，预后不良。

（2）病理状态：肥胖者，纵腹垂腴，面白无华，食少乏力，动则气喘，主因脾阳虚衰，水湿痰饮停聚所致。多见于眩晕、中风之证。所以，古人常言“肥人多痰湿，多中风”。消瘦者，形体消瘦，气短乏力，皮肤干燥，常伴虚火上炎等症状，主因后天失养，气血不足，阴虚火旺所致。多见于慢性虚损性疾病。故有“瘦人多虚火，多痨嗽”之言。甚者，“大肉陷下”，是脏腑气血衰竭的危象。

【名言名句】

《素问·经脉别论篇》：“观人勇怯骨肉皮肤，能知其情，以为诊法也。”

《望诊遵经》：“肌肉消减者，形气不足。肥人肉如棉絮者，谓之无气。”

2. 体质类型

体质①可析三分型，阴平阳秘常人征。
体寒抑郁静为阴，亢奋多动是阳型。

【难点注释】

①体质：此处指体质分类。体质是指每个人都有一定的禀赋，

导致后天形成一种特有的形体的表现。

【歌诀总括】

体质是指在个体生命过程中，在先天遗传和后天获得的基础上表现出来的一种在形态结构、心理状态和生理功能方面综合的、相对稳定的特质。中医学通过望形体大致可以将人群分为三种类型，即阴阳平和质、偏阴质、偏阳质，其各有不同的体征。

【歌诀详解】

体质一般反映了人体气血阴阳盛衰的特点，辨析患者的体质特征，将为疾病的诊断与预后的判定提供依据。体质分型是体质学说临床运用中的重要问题。体质分型的研究，主要以人体生命活动的物质基础——阴阳、气血、津液的盛衰、虚实变化为主。现代中医对体质的分型多根据临床表现特点、体质变化、体质变化与疾病的关系等方面对体质进行分类，以王琦教授九分法为著，其依据古代和现代体质分类的相关理论基础，同时结合临床调查研究，将中医体质分为平和质、痰湿质、阳虚质、气虚质、湿热质、阴虚质、气郁质、瘀血质、特禀质等九种基本类型。此中涵盖了传统中医学分析体质的三分法，即阴阳平和质（平和质）、偏阴质、偏阳质。

表1－2　不同体质分类的特征、日常表现与患病特征

类型	体质特征	日常表现	患病特征
阴阳平和质	整体平衡协调	身强体壮，体型适中，寒热适时	较少患病，即病善愈
偏阴质	体质偏寒，宜静，抑郁	形胖乏力，面白少华，喜静食少，动作迟缓	阳虚阴盛之病，易感寒湿
偏阳质	体质偏热，多动，亢奋	形瘦面红，喜动易燥，畏热喜冷	实热之病，易化燥伤阴

体质与疾病的发生密切相关，体质的特殊性又决定了致病因素对人体的侵袭程度以及对疾病的易感程度。

中医体质学说与发病、疾病转归有着密切的关系。早在《素问》中就有记载：“正气存内，邪不可干”、“邪之所凑，其气必虚”。张仲景亦指出“妇人新产血虚，多汗出，喜中风，故易病痉；亡血复汗，寒多故令郁冒；亡汁液，胃燥，故大便难”。朱丹溪则根据体质不同提出了“肥人湿多，瘦人火多”的论点。这些

均充分说明体质与疾病的发生密切相关，体质的特殊性又决定了致病因素对人体的侵袭程度以及对疾病的易感程度。体质因素制约着疾病的转归和传化，如阳虚或阴盛体质之人，发病后证候易从寒、从湿化；阴虚或阳盛体质之人，发病后证候易从热、从燥化。同样是感受湿邪，正常体质的人表现为湿证，而阳热体质之人易从阳化热而为“湿热”，阴寒体质之人易从阴化寒而为“寒湿”。温病学派医家吴又可分析感受同样温疫之邪而出现种种不同变证，其原因在于“因其气血虚实不同，脏腑禀赋之各异，更兼重感轻感之别”。可见同一致病因子或同一种疾病，由于体质各不相同，发病轻重、转归甚至传变也各有不同。

【名言名句】

《灵枢·寿夭刚柔》：“人之生也，有刚有柔，有弱有强，有短有长，有阴有阳。”

《景岳全书·传忠录》：“若其同中之不同者，则脏气各有强弱，禀赋各有阴阳。”

四、望姿态

1. 姿势异常与意义

坐姿反映虚与实，仰首为实喜俯虚①。

卧时向光属阳证，嗜卧喜静是阴伤。

【难点注释】

①仰首为实喜俯虚：此处指观察患者动者、强者、伸者、仰者和静者、弱者、俯者、屈者的姿态特征。其由朱文锋教授提出。

【歌诀总括】

望姿态是观察患者的动静姿态、体位和异常动态，分析不正常的动作、姿态的原因，窥探脏腑气血的病变。本节概述了坐卧姿态与脏腑虚实的联系，提示望患者姿势大体可判断其虚实体征。

【歌诀详解】

正常坐卧姿态，即坐卧各随其情，舒适自然。但在疾病中，由于姿态随阴阳气血的盛衰而变化，故不同的疾病则产生相应的病态。

坐姿：人体平坐时的姿势，其可以反映患者的病性特征。坐而仰首，声粗胸胀者，主见肺出气短促、呼吸困难，多见于肺实之人，如患有肺胀者。坐而俯首，声低音钝，主见痰饮停肺、肺气壅滞，多见于哮病、气胸等病证。坐而喜俯，声低乏力者，多见于肺虚之人。坐而不得卧、卧则喘息者，一种是肝阳上亢、肝风内动、肝阳化风的表现，多见于肺胀或饮停胸肺之人；一种是气血虚衰的表现。

卧姿：人体平卧或睡眠时的姿态，间接反映了患者的气血虚实状态。卧而向光，辗转不宁者，或仰卧足伸，欲去衣被者，多见于阳热实证。卧而背光，身重懒言者，或缩足蜷卧，喜添衣被者，多见于阴寒虚证。咳逆倚息不能卧，卧则气逆，多见于肺气壅塞、水气凌心之证。

【名言名句】

《证治准绳》："凡病人身轻，自能转侧者，易治……大抵阳证身轻而手足和暖，开目而欲见人，为可治。""若身体沉重，不能转侧者，则难治也。盖阴证则身重，必足冷而蜷卧，恶人，常好向壁卧，闭目不欲向明，懒见人也。"

《望诊遵经》："坐而仰者肺实，实则胸盈仰息。""坐而伏者肺虚，虚则伏而短气。""体态异焉，总而言之，其要有八：曰动，曰静，曰强，曰弱，曰俯，曰仰，曰屈，曰伸。八法交参，则虽行住坐卧之际，作止语默之间，不外乎此。"

2. 动态异常与意义

中风[①]当分轻重疾，意识障碍脏腑医。
血气大脱汗淋漓，气厥[②]身僵双目闭。
小儿惊风角弓张，痿证[③]本是阳明伤。
关节肿胀为痹证[④]，风动当识各般情。

【难点注释】

①中风：以突然昏仆，半身不遂，语言謇涩或失语，口舌歪斜，偏身麻木为主要表现，并具有起病急、变化快、如风邪善行数变的特点的疾病。

②气厥：乃厥证之一。《素问·生气通天论篇》曰："阳气

者，大怒则形气绝，而血菀于上，使人薄厥。”本病多因强烈精神刺激使气暴逆于上，而致猝然仆倒、不省人事，为常见急症之一。

③痿证：指筋骨痿软，肌肉瘦削，皮肤麻木，手足不用的一类疾患。临床上以两足痿软、不能随意运动者较多见。现代医学的多发性神经炎、脊髓空洞症、肌萎缩、肌无力、侧索硬化、运动神经元病、周期性麻痹、肌营养不良症、癔病性瘫痪和表现为软瘫的中枢神经系统感染后遗症等，均属于“痿证”的范围。

④痹证：因风、寒、湿、热等外邪侵袭人体，闭阻经络而导致气血运行不畅的病证。主要表现为肌肉、筋骨、关节等部位酸痛或麻木、重着、屈伸不利，甚或关节肿大灼热等。临床上具有渐进性或反复发作的特点。

【歌诀总括】

观察患者体态行动异常，也是望姿态的重点，其可辨别多种精神类疾病，如中风、气厥、惊风、痿证、痹证等。本节列述了不同人体形态异常所引发的疾病特征，可加以区别。

【歌诀详解】

（1）邪正盛衰引发姿态变化：中风者，多见口眼歪斜，半身不遂，无意识障碍，则为轻证，属风中经络；伴随意识障碍，则为重证，属风中脏腑。痹证，关节肿痛，甚则变形，以致肢体活动障碍；痿证，手足软弱无力，筋脉迟缓；厥证，猝然昏倒，而呼吸自续，双目紧闭。气脱者，突然昏倒，面色苍白，呼吸微弱，汗出较多；血脱者，突然昏倒，面色苍白，脉微，血压降低，伴有大出血病史。

（2）疼痛引发姿态变化：痛证也有其特殊姿态。以手护腹，弯腰屈背，多为腹痛。以手护腰，腰背反直，转动困难，多为腰痛。行走之际，突然停步，以手护心，不得行动，多为真心痛。蹙额捧头，俯不伸仰，多为头痛。

（3）内风引发姿态变化：内风可见于热极生风、血虚生风、阴虚风动等。热极生风，常见四肢抽搐拘挛，角弓反张，项背强直之痉病，也可见于小儿惊风。血虚生风，常见四肢颤抖，振摇不宁，不得自止，多为动风先兆。阴虚风动，常见手足蠕动，筋脉拘挛，多为平卧虚弱、水不涵木所致。

【名言名句】

《素问·脉要精微论篇》：“五脏者，身之强也。头者，精明之府，头倾视深，精神将夺矣。背者胸中之府，背曲肩随，府将坏矣。腰者肾之府，转摇不能，肾将惫矣。膝者筋之府，屈伸不能，行则偻附，筋将惫矣。骨者髓之府，不能久立，行则振掉，骨将惫矣。”

《素问·至真要大论篇》：“诸风掉眩，皆属于肝”、“诸暴强直，皆属于风”。

《医宗金鉴·杂病心法》：“风从外中伤肢体，痰火内发病心官，体伤不仁与不用，心病神昏不语言。”

第三节　局部望诊

一、望头面

1. 望头

精明之府①髓海翁，诸阳之会气血从。
水土失司虚形现，囟门②亦要脑髓充。
头动异常循肝风，发丝为病问肾精。

【难点注释】

①精明之府：“精明”指目，也指人体的精气活动。头面部为五官所在之处，是人体精气活动表现最明显之所在，观察眼睛及头面部的状态，可以测知精气神的盛衰。

②囟门：指婴儿左右顶骨与颅盖诸骨尚未接合所形成的骨间隙，有前囟、后囟之分。后囟门一般在出生后 3 个月闭合，前囟门要到 1 岁半才闭合。

【歌诀总括】

《黄帝内经》提示头为精明之府，精华、灵敏、清净之府，内藏脑髓，元神所居之处。大脑可藏神，所以脑为髓海，而髓的产生与肾有关系，因此肾主髓，髓上注于脑。头发是肾之华，既是肾之华，又为血之余。头从经络分析，其为诸阳之会，手三阳经、足三阳经都上循头部，所以头部又为清窍，清阳所聚之处，气血在头部供应非常丰富。所以，各个脏腑都有经络上通于脑，所以头部从生理上来说是一个很重要的部位。因此，医者望头部，主要是可以考察肾、脑的病变和精气的盛衰。望头部主要包括观察头之外形、动态以及头发的色质变化及脱落情况。其上可审清窍之患，下可查先天之疾，从而达到辨析脑髓、肾精盛衰的目的。

医者望头部，主要是可以考察肾、脑的病变和精气的盛衰。

【歌诀详解】

头为精明之府，脑为髓海，髓由精生，精藏于肾，故而脑肾相关。而肾之华为发，发为血之余。所以，头发的荣枯与肾气的盛衰、精血的盈缺关系密切。

（1）望头形：儿童头部发育最快。头形的变化主要是见于婴儿时期的变化、异常。成人时骨质融合，其形状不变，因此头型异常多见于发育期的婴幼儿，所以望头颅主要是望婴幼儿。小儿头形过大或过小，同时伴有智力低下者，主因肾精亏虚所致。其大致可分为：巨颅、小颅、方颅（佝偻病、先天梅毒）。望小儿头部，尤必审察颅囟。若小儿囟门凹陷（囟陷），是先天精气亏虚，气血不足，脑髓失充之证。囟门高突（囟填），多因火邪上亢，水液停聚所致。小儿囟门迟闭（解颅），是因为肾气不足，后天失养而生。

（2）望发：常人发多而密，色黑润泽，是肾气充沛的表现。突然脱发成片，多见于血虚受风证；青壮年落发，多因血燥生风或肾虚失养；发黄干枯，稀疏常脱，多因精血不足；少年白发，伴健忘失眠，多属神伤血亏，精损肾虚之证；若发结如穗，枯黄无泽，可见于小儿疳积。

【名言名句】

《素问·脉要精微论篇》：“头者，精明之府。”

《素问·五脏生成篇》：“肾之合骨也，其荣发也。”

《灵枢·海论》：“脑为髓之海。”

2. 望面部

面目浮肿水为病，痛者火缠甚为瘟。
痄腮[1]缘为温毒致，阳明热毒发颐[2]生。
风中经络面歪斜，面削颧耸危难中。

【难点注释】

①痄腮：即指流行性腮腺炎，是一种由病毒引起的急性传染病。冬季易发此病，多见于5~10岁的儿童。

②发颐：指发生于颐颔部位的一种化脓性感染，虽与痄腮相似，但本病多继发于伤寒、温病、麻疹的后期。由于汗出不畅，余邪热毒未能透泄，郁结于少阳、阳明之络，气血凝滞而成，故又名“汗毒”。

【歌诀总括】

面颊为诸经所巡行，因此脏腑发病面部多有体现。同时，面部为气血过行之所，感受邪毒，面部也常发生病变。本节专述面部外形变化的望诊技巧，具有重要的临床指导意义。

【歌诀详解】

望面部的形态是我们望面部的重点

望面部，包括望面的色泽与形态。面部的形态，即观察面部的表情，其表现是最丰富的，所以望面部的形态是我们望面部的重点，其多涉及传染性疾病，如痄腮、抱头火丹等。

（1）面肿辨析：按之深陷，多见于全身水肿病的面部表现。按之不起为水肿；按之旋起为气肿。抱头火丹是指发于头面部的丹毒，多为风热化火而成，一般由皮肤、鼻黏膜破损，抓头挖耳挖鼻引起，发于头面部，皮肤红炽热，肿胀疼痛，甚则发生水疱，眼睑肿胀难睁。

（2）腮肿辨析：痄腮，以耳垂为中心肿起，边缘模糊，疼痛灼热，主因温毒外袭。发颐，耳前红肿，寒热疼痛，多因阳明热毒上攻所致。

（3）危重病辨析：若面带惊恐，见于小儿惊风、狂犬病等患者。面呈苦笑壮，则见于破伤风患者。若久病面削颧耸，实为病危之态。客忤是小儿疾病，儿童遇见生人、异物，受到惊吓，出现夜晚哭闹表现，甚至有低热、烦躁不宁，容易惊恐，称为客忤。

【名言名句】

《望诊遵经》："面热者，足阳明病"、"三百六十五络，其血气皆上于面"。

《医宗金鉴》："此症又名汗毒，发于颐颔之间，属足阳明胃经。"

二、望五官

1. 望目

五行五轮[①]五色添，三者互参神色安。

形态可视木土病[②]，瞳孔变化毒为先。

【难点注释】

①五轮：眼由外向内划分五部分，对应五脏，名五轮。即目内眦与外眦的血络属心，称血轮；黑睛属肝，称风轮；白睛属肺，称气轮；瞳仁属肾，称水轮；上下眼睑属脾，称肉轮。

②木土病：即肝、脾、胃三脏的疾病。中医将其病机归结为肝气乘脾、肝胃不和，多表现为脘胁胀闷疼痛，嗳气，嘈杂吞酸，急躁易怒，舌红苔薄黄，脉弦数。

目内眦与外眦的血络属心，称血轮；黑睛属肝，称风轮；白睛属肺，称气轮；瞳仁属肾，称水轮；上下眼睑属脾，称肉轮。

【歌诀总括】

《灵枢·大惑论》将眼之五部分归纳为"五轮学说"。通过观察五轮的形色变化，可以诊察相应脏腑的病变，对眼科临床和内科病证的诊断具有一定的意义。本节论述了五轮学说在望目诊法中的应用，并阐释了目神、色、形、态变化与疾病的关系。

【歌诀详解】

五轮学说，将眼睛分属于五脏，大眦和小眦所分布的细小血管，实为血络，属于心。白睛，作颜色属白色，五行为金，所以属肺。黑睛属于肝。瞳仁属于肾。上睑和下睑为皮肉组织，归属于脾。五轮学说把眼睛分属于五脏，通过眼睛上面就可以看出心、肝、脾、肺、肾的情况。《银海精微》之"看眼法"中记载"凡看眼法，先审瞳仁神光，次看风轮，再察气轮，四辨胞睑二眦，此四者眼科之大要。看眼之时，令其平身正立，缓缓举手，轻撑开眼皮。先审瞳仁，若有神光则开合猛烈。次看风轮，若展缩雄健，则魂魄无病。三察气轮，无病泽润光滑。四辨肉轮，若好则开合有力，二眦不蠢赤矣”。外障眼病，一望而知。眼为心灵之窗，五脏六腑之精气皆上注于目而为之精。

望目，首先望其神气形态，若明亮有神，鉴视精明，表示病情尚轻，脏腑功能未衰。

（1）目神：望目的重点在于观察两目有无神采。运动灵活，眼睛里面有光彩，明润，反应灵敏，那是目有神的表现。视物清楚，神采内敛者，视为有神；白睛浑浊，黑睛晦暗，神采不显者，视为无神。

（2）目色：目赤肿胀，为实热证。肝经风热，则全目赤肿；心火上炎，则目眦赤痛；脾经湿热，则眼胞湿烂；肺火熏睛，则白睛为赤；肾虚水泛，则目眶黑暗。

（3）目形：目眶浮肿，主因脾虚湿盛，或肾气虚衰。眼球空起，胸满喘息，多见于肺胀患者；眼突易怒，多见于瘿病；若目眶凹陷，主因精气衰竭所致，多为危证。眼睑红肿，起结节，与麦粒一样的，称为针眼；眼睑漫肿、红肿较甚，是眼丹的表现，二者为火热上犯的表现。

（4）目态：目睛上视，不能转侧，为戴眼反折，多见于惊风、神衰之重证。横目斜视，则为肝风内动的先兆。眼胞下垂，即“睑废”。双侧睑废，主因先天不足所致；单睑废用，主因脾气虚损而致，也可由先天不足或脾肾亏虚所生。瞳仁扩大者，见于青风内障、颠茄类药物中毒以及肾精耗竭之危象。瞳仁缩小者，多为有毒蘑菇、川乌、草乌、吗啡、有机磷农药中毒。一侧瞳孔散大，多见于脑中风或颅内出血、颅脑外伤、颅内肿物。

【名言名句】

《灵枢·大惑论》：“五脏六腑之精气，皆上注于目，而为之精。”“目者，心使也。”“精之窠为眼，骨之精为瞳子，筋之精为黑眼，血之精为络，其窠气之精为白眼，肌肉之精为约束。”

《灵枢·论疾诊尺》：“目赤色者，病在心，白在肺，青在肝，黄在脾，黑在肾。”

《灵枢·脉度》：“肝气通于目，肝和则目能辨五色矣。”

《灵枢·水胀》:“水始起也，目窠上微肿，如新卧起之状。”

《形色外诊简摩》:　“凡病虽剧，而两眼有神，顾盼灵活者吉。”

《望诊遵经》:“昏睡露睛者，阴阳俱不足也。”

《重订通俗伤寒论》:“凡病至危，必察两目，视其目色，以知病之存亡也，故观目为诊法之首要。”

2. 望耳

耳轮[①]枯黑肾难充，红肿肝热毒为攻。
气血亏虚耳淡白，麻疹[②]生在耳背中。
耳轮甲错[③]为瘀血，血水兼见骨折添。

【难点注释】

①耳轮：弯折的皮肤边缘，耳廓周围的软骨。

②麻疹：初期见发热、咳嗽、流涕、眼结膜充血、畏光等，2~3天后口腔颊黏膜粗糙，可见细小白点（麻疹黏膜斑）。

③甲错：借指表皮干枯皱缩或粗糙不平。

【歌诀总括】

耳诊是通过观察耳的色泽、形态的变化，来辅助诊断及鉴别疾病的一个简单有效的方法。早在《黄帝内经》中就有“视耳好恶，以知其性”等明确的记载，以此可以看出耳也是诊病很重要的器官。本节提示耳廓望诊分为耳廓总体观察和耳穴望诊两部分。耳廓总体观察是以外耳观察为主，主要观察其色泽、形态变化。耳穴望诊是对耳廓表面各区域特定部位（耳穴）的色泽、形态等进行全面系统观察的望诊方法，主要集中在变色、变形、丘疹、脱屑和血管充盈5个方面。

本节提示耳廓望诊分为耳廓总体观察和耳穴望诊两部分。

【歌诀详解】

耳为宗脉所聚之处，耳部色泽、形态的变化能反映各经脉内在病变。十二经分别与五脏六腑相络属，十二经的变化反映于耳，本身就体现了五脏六腑的病变。耳是体表与内脏联系的重要部位，耳和五脏六腑的关系密切，尤其是耳部各区域分布着与脏腑相应的特定部位，其色泽、形态变化就更为直接地表现出脏腑的内在病变。《医述》载“耳者肾之窍，察耳之好恶，知肾之强弱。肾

耳部各区域分布着与脏腑相应的特定部位，其色泽、形态变化就更为直接地表现出脏腑的内在病变。

为人之根本，故耳轮红润者生……若阴证耳聋，舌卷、唇青，此属厥阴，为难治也”。提示古人通过望耳可得知患者身体情况及疾病发展和预后。因此，耳廓望诊对于脏腑精气盈亏、病邪盛衰和病变所在部位的判断有一定的提示作用。这也说明了望耳在耳医学甚至是整个中医学中都有着不可替代的地位。现代科学研究表明，耳与脏腑器官在生理上密切联系，不仅存在着相关性，而且具有相对特异性，这为耳针法诊治疾病提供了客观依据。

耳部常态：肉丰而质润。耳形肿胀，为邪毒炽盛；耳廓薄小，则先天亏虚；耳轮甲错，见于久病瘀血入络；耳轮焦干枯萎，多见于肾精竭绝之危候。

（1）耳廓色形变化与意义：肾开窍于耳，其形似倒置的胎儿，当机体患病时，在耳廓的相应部位就会有所反映，如出现变色、充血、丘疹、脱屑或压痛感等，临床诊断可作为参考。

（2）耳的色形变化与意义：耳部常色为红润亮泽。若见白、青、黑色，或干枯无泽，均为疾病所生。痛证者，全耳色青兼黑；寒证者，全耳色白；肾精亏虚者，耳轮焦黑枯涩；耳背生有丘疹呈玫瑰红络，多为麻疹先兆。

（3）耳道变化与意义：耳道肿痛，见于疖肿；耳内流脓，见于脓耳，二者均由肝胆湿热所致。若外伤耳内流血，多见于颅骨骨折。

【名言名句】

《灵枢·脉度》：“肾气通于耳，肾和则耳能闻五音矣。”

《灵枢·口问》：“耳者，宗脉之所聚也。”

《灵枢·卫气失常》：“耳焦枯受尘垢，病在骨。”

《灵枢·邪气脏腑病形》：“十二经脉，三百六十五络，……其别气走于耳而为听。”

《千金方》：“心气通于舌，非窍也，其通于窍者，寄见于耳。……荣华于耳。”

《小儿药证直诀》：“痘疹始出之时，五脏证见，唯肾无候，但见平证耳。尻凉、耳凉是也。”

《证治准绳》：“凡耳轮红润者生，或黄或黑或青而枯燥者死，薄而白、薄而黑者皆为肾败。”“肾为耳窍之主，心为耳窍之客。”

《杂病源流犀烛》：“肺主气，一身之气贯于耳。”

《望诊遵经》：“下消则耳轮焦黑。”

《温热经纬》：“坎为耳，故耳为肾水之外候，然肺经之结穴在耳中，名曰龙葱，专主乎听。”

3. 望鼻

翼胃梁肝鼻头脾，阳明湿热酒渣鼻①。
寒热需从涕液辨，肝胆湿热生鼻渊②。

【难点注释】

①酒渣鼻：又名玫瑰痤疮，中医别名赤鼻，是一种发生于面部中央的慢性皮肤炎症。

②鼻渊：是指以鼻流浊涕，如泉下渗，量多不止为主要特征的鼻病，常伴头痛、鼻塞、嗅觉减退，鼻窦区疼痛，久则虚眩不已，是鼻科的一种常见病、多发病，亦有“脑漏”、“脑砂”、“脑崩”、“脑渊”之称。

【歌诀总括】

中医学认为，鼻是体表的一个重要的感觉器官，与人体五脏六腑有着密切的生理和病理关系。主要表现与胆、心、肾、肺、脾等脏腑关系密切。本节提示鼻尤其与肺胃二脏关系紧密，望鼻应审察鼻之色、形、态及其鼻道等变化。

【歌诀详解】

正常人的鼻外观端正，大小适中，无红肿疮疖，鼻色红黄隐隐、明润含蓄，鼻毛色黑、疏密适中，鼻黏膜淡红润泽，无鼻塞、流涕、出血等现象。

鼻的色、形、态变化与意义：①鼻之色泽：鼻色红黄隐隐、明润亮泽，提示胃气充盛未伤、肺气宣肃有常。色青，见于腹痛，鼻头色青是一种阴寒腹痛的表现，张仲景云“鼻头色青，腹中痛，苦冷者死”；色赤，见于肺热；色黄，见于湿热熏蒸；色白，见于气血亏虚；色黑，见于水湿内停、肾虚、寒湿、带下、水饮。②鼻之形态：鼻准干枯，见于脾胃虚衰；鼻柱溃陷，见于梅毒；鼻塌眉落，见于麻风患者。③鼻准或翼部生有红色丘疹，见于酒渣鼻；鼻翼煽动，一张一合，声粗吸促，见于肺热病、哮病或小孩急性肺部炎症。

鼻道及分泌物变化与意义：①鼻道变化：鼻孔干燥，见于燥邪犯肺，或虚火上炎；燥而衄血，见于阴虚阳亢。鼻孔生有赘肉，气息不畅，则为肺经风热所致，见于“鼻痔”。②鼻道分泌物：观察涕之清浊，可辨感受风邪之寒热。清涕，多见风寒；浊涕，则为风热；腥臭浊涕，则多见于“鼻渊”。

【名言名句】

《素问·气厥论篇》：“胆移热于脑，则辛頞鼻渊。”

《素问·刺热篇》：左肝右肺形成颊，心颜肾颐脾主鼻。

《灵枢·脉度》：“肺气通于鼻，肺和则鼻能知臭香矣。”

《灵枢·五阅五使》：“肺病者，喘息鼻张。”

《证治准绳》：“鼻孔干燥者属阳明之势，必将衄也。鼻孔干燥，黑如烟煤，阳毒热深也。”

《形色外诊简摩》：“黄色见于鼻，干燥如土偶之形，为脾气绝，主死。”

4. 望口与唇

脾窍于口阳明绕，唇色瘀黑心阳少。
心脾积热口糜①烂，小儿流涎脾气扰。
成人中风添口斜，幼儿脐风为口撮②。
湿热浊秽斑满口，麻疹需在磨牙瞧③。

【难点注释】

①口糜：多因湿热内蕴，上蒸口腔所致，以口腔肌膜糜烂成片、口气臭秽等为主要表现的疮疡类疾病。

②口撮：上下口唇紧紧地聚合在一起，是一种惊风的表现，西医认为，其为破伤风杆菌侵入人体伤口，产生毒素所引起的一种急性特异性感染。

③磨牙瞧：麻疹黏膜斑在发疹前24～48小时出现，为直径约1.0mm的灰白色小点，外有红色晕圈，开始仅见于对着下磨牙的颊黏膜上，但在一天内很快增多，可累及整个颊黏膜并蔓延至唇部黏膜，黏膜疹在皮疹出现后即逐渐消失。

【歌诀总括】

口唇是脾胃气血盛衰的外在反映区域，正如《灵枢·五阅五使》言：“口唇者，脾之官也”，《素问·五脏生成篇》载“脾之合，肉也；其荣，唇也”，所以口唇的光彩与全身气血是否充盈有关，而脾胃为气血生化之源，因此口唇的色泽是脾胃运化功能形态的外在表现。本节概述了口唇与脾胃的关系，提示望口唇应重点观察其色泽和动态的变化。

口唇的色泽是脾胃运化功能形态的外在表现。

【歌诀详解】

（1）望口：望口以审查形态为主。常人口唇开合随意，而患病之人则口态僵硬，动作不协调。

口僻：口角歪斜，半身不遂，多见于中风证。

口撮：口唇紧缩聚合，幼儿不能正常喂乳，多见于小儿脐风。

口噤：口唇紧闭，难以张开，多见于痉病、中风、肝病、惊风、破伤风、马钱子中毒。

口张：口唇张开，难以闭合，多见于大气已脱、肺气将绝之危证。

口动：口唇频繁开合，不停运动，甚至口角掣动，多为抽筋或脾胃气虚的表现。

汪宏在《望诊遵经》中将望口总结为“口形六态”。口张，多为虚证；口闭合，多见于神志疾病，如中风等；口撮，上下口唇、左右口角聚合，多为惊风的表现；口动，口唇不断地开合，或者口唇抽动，多为脾胃气虚的表现；口㖞，口偏到一边，口眼连在一起，是风邪中络的表现；口振，在寒冷的情况下，口不断地振动。

（2）察唇：望唇以观察色泽为先。常人唇色红鲜明润，黏膜薄而透明。实热证，唇色深红；虚寒证，唇色淡红。热极者，唇色焦红，或唇边生疮，红肿疼痛；气血两伤者，唇色淡白枯裂；阳虚血滞者，唇色青紫；虚火上炎者，唇色红嫩，唇内生有溃疡。口唇糜烂，是脾胃有热。唇内出现了溃烂，色淡红，则为阴虚火旺，虚火上炎。唇内和口腔内出现了白色的溃疡，周围有红晕，局部灼热疼痛则为口疮。若口唇生疮，被称为疔疮。疔疮根据发生部位不同，也有不同的名称，如生于口角，麻木疼痛，口张开受限，局部红肿明显，称为锁口疔；生于人中部，称为人中疔。鹅口疮，是指小儿的口腔、舌头上面出现白屑，酷似鹅口之色，故古人称之为鹅口疮，西医认为其由白色念珠菌感染所引起，中医认为多由脾胃积热、心火上升、虚火上浮等因素引起。

【名言名句】

《素问·五脏生成篇》："脾之合肉也，其荣唇也。"

《素问·气厥论篇》："膀胱移热于小肠，鬲肠不便，上为口糜。"

《灵枢·五阅五使》："口唇者，脾之官也。"

《医方考》："膀胱者，水道之所出；小肠者，清浊泌别之区也。膀胱移热于小肠，则清浊不能泌别，湿热不去，势必上蒸，故令口中糜烂而疮。"

5. 望齿与龈

肾胃精亏齿龈①瞻，二者需分虚实关。

齿胃炽热虫积②病，肝风内动③牙紧关。

【难点注释】

①齿龈：指脊椎动物覆盖在牙颈和牙槽突表面的口腔黏膜。

②虫积：因肠道寄生虫引起，以饮食异常、脐腹疼痛、面黄肌瘦、面有虫斑为主要表现。常见于小儿疳积、虚劳、厥证等病证。

③肝风内动：指临床出现眩晕欲仆、震颤、抽搐等症状的病症，多由肝肾阴液精血亏虚、血不养筋、肝阴不能制约肝阳而肝阳亢奋无制所致。根据造成肝肾阴亏的原因，临床可分为肝阳化风、热极生风、阴虚动风、血虚生风四种证型。

【歌诀总括】

"齿为肾之余，龈为胃之络"。温热之邪，侵及人体，初期热度俱盛，齿龈多红肿；后期多伤胃津、肾阴。因此，齿龈没有光泽多为胃肾阴枯之象。本节概述了齿龈与胃肾的联系，并将望齿龈分为察色、观形和验津三个步骤，望诊时当以三者相参。

望齿龈分为察色、观形和验津三个步骤，望诊时当以三者相参。

【歌诀详解】

早在《黄帝内经》中即有“夫齿者，肾之标，骨之余也”、“手阳明之脉，其支者，从缺盆上颈贯颊，入下齿中。足阳明之脉，下循鼻外，入上齿中”的论述。其后，《医贯》有“齿者，骨之余，髓之所养，故齿属肾，上下牙龈属阳明。凡动摇豁脱，……如欲脱之状者，皆属肾病。其虫疳龈肿，溃烂秽臭而不动者，皆属阳明，或兼诸经错杂之邪”的进一步说明。可见齿龈病的发生与肾、脾、胃、大肠等脏腑有密切关系，脏腑虚实是发病的关键。诊察齿龈局部病变及疼痛性质，根据其经脉络属来剖析病变归属脏腑，不仅可直窥脏腑之虚实寒热，又能为临证用药提供依据。

齿龈病的发生与肾、脾、胃、大肠等脏腑有密切关系，脏腑虚实是发病的关键。

（1）验齿：胃与肠连，上通口齿，若湿郁化热，湿与热合，或肠腑积热食滞，而致病邪薰蒸于上，多能引发齿龈为病，此与脾胃纳运失常有关。常人齿洁白润。齿燥少津，为胃津虚损；齿燥如石，为阳明热极；齿燥如枯骨，为肾精竭绝。齿松露根，为虚火上炎。病中啮齿，为肝风内动；睡中啮齿，为胃热虫积。牙生腐臭，见于龋齿。

（2）察龈：

牙龈色泽：常人牙龈淡红润泽。若牙龈淡白，多属血失荣络所致；牙龈肿痛，多属阳明火盛，熏灼牙龈所致。牙龈微红，肿而不痛，则属肾阴虚亏所致。

牙龈形态：牙缝出血，则为齿衄，主因胃腑积热、肝火炽盛、阴虚火旺或外伤而致。牙龈萎缩，齿根裸露，则为牙宣，主因胃肾阴精不足所致。牙龈溃烂，血水腐臭，则为牙疳，主因疫邪外袭，热毒上攻所致。

【名言名句】

《杂病源流犀烛》：“齿者，肾之标，骨之本也。”

《医贯》：“齿者，骨之余，髓之所养，故齿属肾，上下牙龈属阳明。凡动摇豁脱，……如欲脱之状者，皆属肾病。其虫疳龈肿，溃烂秽臭而不动者，皆属阳明，或兼诸经错杂之邪。”

《温热论》：“温热之病，看舌之后，亦须验齿。齿为肾之余，龈为胃之络，热邪不燥胃津，必耗胃液。”

6. 望咽喉[①]

咽属胃则喉属肺[②]，实证当以二脏分。
易剥假膜为乳蛾，剥则血动是白喉。

【难点注释】

①咽喉：古代典籍中“咽喉”一词，常相连而出，但二字又各有所指。其中，“咽”亦称“嗌”，与今之“口咽”相似；而“喉”，又称“喉嗌”、“喉道”，即今之喉部。由于古代技术条件的限制，古代医家所观察到的一般只有“咽”，即今之所述的口咽范畴，包括腭扁桃体（喉核）、悬雍垂（蒂丁）、软腭和舌根等。对于喉部疾病的论述，一者，参考咽部疾病，加以描述；二者，利用脏腑辨证，加以分析，从而形成了“察外揣内”的辨证治疗方法。

②咽属胃则喉属肺：古代在论述某部位发病情况时，多遵《黄帝内经》之说，以病变部位“应五脏，适五行”。《灵枢》曾言：“喉乃肺之窍，以司呼吸者也”，而《素问·太阴阳明论篇》记载“故喉主天气，咽主地气”，其中，“天，地”分别指代了“肺”与“脾胃”，从而对于喉科疾病而言，则产生了“咽属胃，喉属肺”的理论。清代医家张宗良首先在其著作《喉科指掌》中提出了“咽属胃，喉属肺”，即“夫咽喉者，左为咽，右为喉，咽属胃，喉属肺”。而同时期的医家郑梅涧对“喉属肺”理论的含义进行了阐释，郑氏言：“自喉咙以下六脏，喉应天气乃肺之系也，以肺属金，乾为天，乾金也，故天气之道，其中空长，可以通气也”，这条解释是通过“取象比类”的方法，诠释了“喉属肺”理论。肺为华盖之脏，居五脏之巅，属金为乾，天气相合，故喉以应肺，这也与今日西医所述喉的生理位置和功能属性相吻合。清代医家寄湘渔父，从临床观察的角度，立论了“喉属肺”理论，在其著作《喉证指南》中记载：“但咽为胃之系，喉为肺之系，肺胃之气，皆直透咽喉，其病虽属足三阴，而其证总不离乎肺与胃”。但是，古代所述之咽喉，实指咽之总称，并非现代解剖意义上的咽与喉，所以，现代医家在承袭古法治疗喉科疾病时，

多针对肺脏与脾胃二脏入手进行辨证论治。

【歌诀总括】

咽通于胃腑，是饮食之道，为胃所系。喉连于气道，为气息之门，归肺所属。足少阴肾经循喉咙，夹舌本，亦与咽喉关系密切。故望咽喉可以诊察肺、胃、肾的病变。

【歌诀详解】

咽和喉，与消化系统、呼吸系统均相关。所以，咽通于胃，是饮食之道；喉连气道属肺，是呼吸之道。除了和脾胃及肺关系密切以外，咽喉还与肾有关系，肾的经络循喉咙、夹舌本。所以，诊察咽喉，可判断肺、胃、肾的病变情况。

诊察咽喉，可判断肺、胃、肾的病变情况。

（1）咽喉色泽：常人咽喉淡红明润，音色正常，咽食无阻，均无痛肿，呼吸通畅。实热证，多见咽色深红，肿痛异常，主因肺胃热毒而致；阴虚证，多见咽色嫩红、肿痛不显，主因肾阴亏虚而致。

（2）咽喉形态：①红肿：喉核红肿胀痛，形如乳头，兼见脓点，且假膜易剥，名为乳蛾，主因肺胃热盛、火毒上炎所致。咽红肿大，寒热相兼，疼痛异常，吞咽不畅，名为喉痈，主因热毒客于咽喉所致。②成脓：咽部色深红，肿势高突，红晕紧束，热势不减，为脓已成；肿势涣漫，界限模糊，痛势不甚，为脓未成。③伪膜：假膜松厚，呈片状，易剥易去，擦后不出血，为“乳蛾”，多见肺胃热毒壅盛之证；伪膜坚韧，不易拭去，复剥出血，很快复生，为“白喉”，多属烈性传染病。

【名言名句】

《望诊遵经》：“面目青，身痛如被杖，咽喉痛者，阴毒也。”

《医学心悟》：“肺体属金，譬若钟然，钟非扣不鸣，风寒暑湿燥火六淫之邪，自外击之则鸣；劳欲情致，饮食炙煿之火，自内攻之则亦鸣。”

《喉证指南》：“但咽为胃之系，喉为肺之系，肺胃之气，皆直透咽喉，其病虽属足三阴，而其证总不离乎肺与胃。”

三、望躯体

1. 望颈项

肝郁气滞痰火聚，上下移动视瘿瘤①。
风火时毒挟于颈，累累串珠瘰疬②生。
风滞经络项强③紧，项软④则为肾精损。

【难点注释】

①瘿瘤：即指现代医学范围的甲状腺肿瘤。

②瘰疬：以颈部缓慢出现豆粒大小圆滑肿块，累累如串珠，不红不痛，溃后脓水清稀，夹有败絮状物，易成瘘管为主要表现的结核类疾病。

③项强：颈项部连及背部的肌肉筋脉强直、拘急，前俯后仰及左右运动不利的表现。

④项软：见于《世医得效方》，又称天柱骨倒，指颈项软弱，无力举头。多因肾气精髓衰损所致，属督脉病变。可见于小儿体虚，禀赋不足，老年阳虚精亏，虚劳，久病等。治宜补肾填精、强筋壮骨为主，方用健骨散、生筋散等。小儿体虚，久病后往往患此，属五软之一。

【歌诀总括】

在公元前1300年左右，甲骨文上有疾自（鼻病）、疾耳、疾齿、疾舌、疾足、疾止（指或趾）、疥等记载。我国目前发现最早的一部医学文献《五十二病方》记载了感染、冻疮、诸虫咬伤、痔漏、肿瘤、皮肤病等很多外科疾病。本节重点介绍颈项部外科疾病的特征，并提示颈项部异常，虽多为外科疾病，但均由脏腑失衡所生，应加以辨识。

【歌诀详解】

颈和项，前面是颈，后面是项。颈部内侧有食管、气管、大血管、神经、脊髓等等，因此清气、饮食、气血、津液都要经过此处。同时，颈项是连接头部和躯干的重要部位，且手足阳明经与任脉行于颈，太阳经与督脉行于项，少阳经行于两侧，故其是经气运行之要道。所以，脏腑气血失调，亦可由颈项部病变反映。

正常人的颈部是直立、两侧对称，气管居中，脉管不明显。

（1）颈项外形：

表1-3　瘿瘤、瘰疬、项痈的不同表现和病机

病名	表现	病机
瘿瘤	结喉肿块突起，形状不定，可随吞咽而上下移动	肝郁气结，痰气搏结
瘰疬	颈侧颌下，肿势如串珠，推之可移	肺肾阴虚，虚火灼液为痰，或外感时毒，夹痰袭颈
项痈	颈项部焮红漫肿，疼痛流脓	邪毒蕴蒸，气血壅盛，互结于颈

（2）颈部动态：①项强：肌肉拘紧，疼痛，活动不畅，伴有神志昏迷、角弓反张，为肝经火热燔灼，或为经气不利，阳亢阴虚。多见于高血压，或为颈椎压迫，供血不足。②落枕：就寝时颈项外露，感受风寒之邪，以致痉挛，称为落枕。③项软：儿童颈项柔弱不举，为五软之一，常见于小儿佝偻病。

（3）颈脉搏动：指平静状态时，颈侧人迎穴脉搏动明显。多见于肝阳上亢患者，或见于血虚重证患者。

（4）颈脉怒张：指颈部脉络明显胀大，平卧较甚，主因心肺功能不良，血液回流受阻，淤积日久故而颈脉怒张，中医认为是心血瘀阻、肺气壅塞，或心肾阳衰、水气凌心所生。多见于慢性肺源性心脏病、肺动脉栓塞、先天性心脏病、风湿性心脏病、限制性心肌病等。

【名言名句】

《灵枢·水胀》：“水始起也，目窠上微肿，如新卧起之状，其颈脉动。”

《灵枢·寒热》：“寒热瘰疬在于颈腋者。”

《医宗金鉴·外科心法要诀》：“此证小者为瘰，大者为疬。当分经络：如生于项前，属阳明经，名为痰瘰；项后，属太阳经，名为湿瘰；项之左右两侧，属少阳经，形软，遇怒即肿，名为气疬；坚硬筋硬者，名为筋疬；若连绵如贯珠者，即为瘰疬；或形长如蛤蜊，色赤而坚，痛如火烙，肿势甚猛，名为马刀。”

2. 望胸腹腰背

肉削骨著精血竭，呼吸不匀百病生。
若观脊背问先天，背曲肩随心肺衰。
胸腹变化究肺肾，肝脾为患水瘀添。
腰背之患寻五脏，气血为乱细参详。

【歌诀总括】

望胸胁，可诊察心、肺的病变和宗气的盛衰，以及肝胆、乳房疾患；望腹部，可辨析脏腑气血的荣亏；望腰背，可判断脏腑经络的病变。

胸腹为人体脏器所存之所，其形态改变可窥脏腑气血之变化。望胸胁，可诊察心、肺的病变和宗气的盛衰，以及肝胆、乳房疾患；望腹部，可辨析脏腑气血的荣亏；望腰背，可判断脏腑经络的病变。

【歌诀详解】

（1）望胸胁：常人胸廓扁圆，双侧对称，呼吸均匀，节律整齐。

胸型异常常见以下几种：①扁平胸：胸廓扁平，颈部细长，锁骨突出，两肩向前，锁窝凹陷。多见于形瘦之人，或肺肾阴虚患者。②桶状胸：胸廓膨隆，呈圆桶状，肩高颈短，锁窝平展。多见于久病咳喘、肺肾气虚的患者。③鸡胸：胸骨前突，肋骨凹陷，形似鸡胸。多见于小儿佝偻病或肿瘤病变。

胸廓不对称可以是单侧胸廓膨隆，肋间变宽，气管移位，多见于气胸、悬饮患者；也可见到单侧胸廓陷塌，肋间变窄，脊骨侧凸，多见于肺痿病患者。

呼吸异常可以表现为：①形式改变：胸式呼吸减弱，腹式呼吸增强，多见于悬饮、肺痨等病；反之，则见于鼓胀，或妊娠妇女。②时间改变：吸气困难，时间延长，多见于白喉、急喉风患者；呼气困难，时间延长，伴端坐呼吸，多见于肺胀、哮病等疾病。③强度改变：呼吸短促，起伏明显，多见于肺气失宣的患者；呼吸微弱，起伏不著，多见于肺气亏虚的患者。吸气强于呼气，呼吸运动粗糙，多为热邪所伤或痰浊内阻。呼吸微弱，胸腹式呼吸均较弱，多见于肺气虚，肺功能不足。④节律改变：节律不整，浅深交错，多见于肺气虚衰。

（2）望腹部：正常人的腹部平坦，左右对称，与胸齐平，不突不凹，肚脐不突。

腹部膨隆：腹部膨胀，四肢消瘦，肚脐都突出，腹壁静脉曲张，血管蓝色，见于鼓胀；腹部胀大，周身俱肿，见于水肿病；局部膨隆，见于癥瘕积聚；腹壁球状突起，多发于脐孔等处，多见于疝气。

腹部凹陷：腹部凹陷，形体消瘦，多见于久病脾胃气虚的患者，或吐泻伤津之人。甚者，腹皮甲错、肌肤甲错，深凹甚至着脊，见于精气耗竭。

脐突：即新生儿脐部膨出。由于小儿脐部发育不全，或啼哭过多，剧烈咳嗽等，造成腹压增高，以致肠管向脐部压迫所致。绝大多数可以自愈。但年龄超过2岁则应作脐疝处理，考虑用手术切除、修复。

青筋暴露：腹大坚满，青筋暴露，多见于鼓胀重证。

（3）望腰背部：腰背部以背后肋缘为界。肋骨中间是脊椎，肋缘上为背，肋缘下为腰背部。其中，背部为胸中之府，心肺所居，与肝胆相关；腰为肾之府，腰部与肾有关系。正常状态下，腰背部脊柱居中，有生理弯曲，俯仰转侧自如。

外形异常可见以下几种情况：

脊柱前突：如鸡胸，儿童骨头还没有完全结合，胸骨向前突所形成。

脊柱后突：脊背后弯，前胸塌陷，为“龟背”。主因肾气亏虚、脊椎失荣所致。

脊柱侧弯：脊柱歪曲，偏置一侧。多因先天不足、肾精亏损而致。

脊疳：极度瘦削，脊骨突出似锯。主因脏腑精气衰亏之极，多见于重病患者。

发背：背部生痈疽之较重者。由于脏腑俞穴皆在背脊部，发背者多因脏腑气血不调，或火毒内攻，或阴虚火盛凝滞，使气血蕴滞于背而发。依其所发部位之不同，又有上发背、中发背、下发背之分，或以上搭手、中搭手、下搭手而命名；或以其形态之不同，又有命名为莲子发、蜂窝发等之别。

缠腰火丹：腰部出现了红的疱疹，称为缠腰火丹。多因热毒，或者血热，或者湿热浸淫。西医认为其由水痘－带状疱疹病毒引起的急性炎症性皮肤病。其主要特点为簇集水泡，沿一侧周围神经作群集带状分布，伴有明显神经痛。初次感染表现为水痘，以后病毒可长期潜伏在脊髓后根神经节，免疫功能减弱可诱发水痘－带状疱疹病毒再度活动，生长繁殖，沿周围神经波及皮肤，发生带状疱疹。带状疱疹患者一般可获得对该病毒的终身免疫。

动态异常常见角弓反张和腰部拘急。

角弓反张表现为患者的头项强直，腰背反折，向后弯曲如角弓状。这是风病或热极动风的一种症状，可见于惊风、破伤风及多种病因所致的脑炎、脑膜炎等。

腰部拘急表现为腰处疼痛，活动拘紧。多因寒湿内侵，跌仆闪挫所致，或见于痹病、椎间盘突出、腰部术后。

【名言名句】

《证治准绳·幼科》："因新生洗浴，系脐不紧，秽水浸入于内，产后旬日外，脐忽光浮如吹，捻转微响，间或惊悸作啼。"

《诊家正眼》："凡病将危者，必气促似喘，仅呼吸于胸中数寸之间，盖其真阴绝于下，孤阳浮于上，此气短之极也。"

《诊宗三昧》："人身背为阳，肾附于背，故外以候肾。腹为阴，故里以候腹也。"

四、望四肢

寒湿最易袭四肢，两膝肿胀青筋施。
心肺虚损杵状指①，先天亏虚膝为翻。

【难点注释】

①杵状指：亦称鼓槌指，表现为手指或足趾末端增生、肥厚，呈杵状膨大。

【歌诀总括】

心主四肢血脉，肺主四肢皮毛，脾主四肢肌肉，肝主四肢之筋，肾主四肢之骨，故四肢与五脏关系密切。所以，望四肢可诊察五脏盛衰及经脉病变。

心主四肢血脉，肺主四肢皮毛，脾主四肢肌肉，肝主四肢之筋，肾主四肢之骨。

【歌诀详解】

正常人的四肢形体健壮，对称，活动自如，没有畸形。

（1）外形异常：

肢体肿胀：四肢红肿，刺痛异常，多为瘀血、热毒所致；下肢漫肿，粗厚如象皮，则见于“丝虫病”。

膝部肿大：膝部肿大，一种是关节受外伤，造成骨折、撕裂了，形成瘀血；或因邪毒感染，膝部红肿疼痛，多见于热痹；或见膝关节增大，膝肿股瘦，形如鹤膝，称为“鹤膝风”，多因寒湿久留所致。膝部肿痛，色紫暗，多见于外伤膝骨受损。

青筋暴露：小腿青筋暴露，形似蚯蚓疼痛难忍，动则加剧，多因寒湿侵袭、瘀阻络脉所致。

四肢萎缩：肌肉消瘦、萎缩，软弱无力，多因气血亏虚，或为经络阻闭。中风的患者多出现半身不遂，四肢手脚萎缩无力。

下肢畸形：踝并膝离，即膝内翻，俗称“O 型腿”；膝拢踝离，即膝外翻，俗称“X”型腿。足踝内收，固定难翻，即足内翻；足踝外展，固定难收，即足外翻。诸病均属先天不足，后天失养，脾肾失固所致。

（2）动态异常：

肢体痿废：不能站立、不能行走，甚至半身不遂，或者完全瘫痪，甚者大小便都失禁，不能控制，常见于痿病、中风后遗症。手足拘急，手足转筋，常因寒邪凝滞所致。

手足抽搐：是惊风的表现，常见于热证。热证导致抽搐，寒证则导致拘急。

手足颤动：患者闭目，站立后手脚颤动，常见于瘿气。

手足蠕动：手足缩合无力，慢慢蠕动，是阴血虚、筋脉失养所致，为肝风内动的表现。

（3）望掌腕指趾：

手掌厚薄：手掌肥厚，那是脏气充盛、胃气强的表现；手掌瘦薄，是气血不足、胃气不足的表现。

掌腕润燥：皮肤的润滑干燥，提示机体津液的盈亏。鱼际丰满，是胃气强盛的表现。大肉尽脱，鱼际销铄，是胃无生气的表现。鱼际的颜色，发青是寒证；色赤是热证，阴虚火旺。

指趾形态：手指挛急，如同鸡爪，称为“鸡爪风”，常见于血虚感寒。梭状指，见于类风湿关节炎，指变形，中间大、两头细，且手指关节僵硬变形，多由于寒湿、痰瘀结聚所导致，或由于心肺气虚、血行不畅，见于肺气肿的患者。

指甲色泽：鲜红色是气分有热；深红色，是阴虚内热；指甲浅淡色是气血亏虚。指甲紫黑，甚至整个指甲都变成紫黑色，是血液运行不畅，是血脉瘀阻。辨甲的意义在于可透过甲象洞察体内脏腑气血的生理、病理变化，并可直接判断某些特定病证。

【名言名句】

《形色外诊简摩》：“秋气者病在肩背，冬气者病在四肢。”

五、望二阴

男女需分二者观，阴囊①肿胀水湿患。
肝胆湿热痒疝②添，子宫脱垂③中气陷。
痔瘘④痈裂热湿蕴，血热肠燥⑤也需分。

【难点注释】

①阴囊：位于阴茎后面，有色素沉着，薄而柔软，中间有一隔将阴囊分为左右两室，每个室内有睾丸、附睾、输精管。

②疝：是人体腹部肌肉薄弱或开裂的区域，导致脂肪组织或肠等人体器官通过这个位置向外，在皮下形成明显突出，伴有不适感和疼痛。长时间站立、用力大小便或举重物时症状会更加明显。

③子宫脱垂：是指子宫正常位置沿阴道下降，子宫颈外口达坐骨棘水平以下，甚至子宫全部脱出于阴道口外。

④痔瘘：症状有便血、疼痛、脱出、局部分泌物增多和排便困难等。发病的主要原因是由于人体阴阳失调，加之外感风、热、燥、湿之邪，内伤六淫七情等因素所致。按照解剖部位不同，痔可分为内痔、外痔和混合痔。

⑤血热肠燥：血分热盛，耗伤阴液，肠道失濡，以发热口渴，面赤烦躁，大便干燥、秘结，甚或便血，舌红绛少津，脉细数等

为常见症。

【歌诀总括】

前阴与肝、肾、膀胱相连，后阴属脾、肾所司。所以，望二阴可审辨肝、脾、肾、膀胱的病变。

前阴与肝、肾、膀胱相连，后阴属脾、肾所司。

【歌诀详解】

（1）望前阴：前阴是生殖和排尿的器官，由肾所主，特别是男子的阴部是宗筋所聚之处。妇女的阴户通于胞宫，与冲任二脉密切相关，肝经绕阴器。所以前阴与肾、膀胱、肝等脏器关系密切。

外阴肿胀：男性阴囊或女性阴户肿胀，见于“阴肿”。阴囊肿大，质地柔软，平卧回缩，见于“狐疝”，多因瘀血、水积而致。

外阴生疮：又称阴疮。前阴生疮，硬结破溃，时流脓血，即“阴疮”，主因肝经湿热或梅毒（下疳）所致。

外阴湿痒：阴部红肿，增厚，瘙痒渗液，多因肝胆湿热或阴虚血燥所致。若阴囊起疹后皮肤增厚，痒甚异常，如绣球一样，被称作肾囊风，也叫阴囊风，或者称绣球风，多为湿热下注所致。

子宫脱垂：女子阴道壁翻出，甚者子宫外脱，形如梨状，即“阴挺”，多因中气下陷或产后劳伤而致。

（2）望后阴：肛门又称魄门，通于大肠，而大肠与肺相表里。大肠与胃腑气相通，胃与脾相表里。肝经绕阴部。任脉、冲脉和督脉出于会阴。肺主宣发肃降，主通调水道，脾主运化，主升清。肝主疏泄，藏血。心主血脉。肾开窍于二阴而司二便，藏精纳气。因此，肛门与肾、肺、脾、肝、大肠、胃、任脉、冲脉和督脉在生理、病理有着密切联系。

表 1-4　后阴疾病的区别

病名	症状	病机
肛痈	肛门肿如桃李，疼痛难忍，破溃流脓	外感邪毒，湿热下注
肛裂	肛门与肛管黏膜裂伤，便时疼痛，常伴出血	热结肠燥，阴津不足
痔疮	肿块柔软，呈紫红色，突起如痔。生于肛门齿状线以内，为内痔；生于肛门齿状线以外，为外痔；内外皆有，为混合痔	湿热蕴结，血热肠燥，或血脉瘀滞
肛瘘	脓腔自溃，久不敛口，外流脓水，形成管腔	湿热蕴结，血热肠燥
脱肛	直肠全层脱出。轻者，便时脱出，便后缩回；重者，脱出难收，用手还纳	中气下陷

（3）婴幼儿肛周皮肤望诊：婴幼儿肛周皮肤的变化易于观察，可作为儿科疾病诊察方法的补充，有利于对疾病作出正确的诊断。肛门气色是指肛周所呈现出的颜色，是局部皮肤、肌肉、气血状态的反映，主要是以皮肤、皮下组织、肌肉组织的气血变化所形成的。由于肛周的血管丰富及其舒缩状态的变化，使皮肤、皮下组织、肌肉组织含血量和成分发生变化，如其血管中的含血量多则色红，反之则色白或淡，如静脉血多则为青色或灰色，血中含有某种重症因子则呈黑色。如肛周皮肤有光泽而温润则为有气，晦暗干瘪则为无气。有气者正气未伤，元气较足，五脏六腑功能正常，虽病亦浅；无气者邪气入内，元气已伤，病情较重。

白色：主虚、主寒、失血等。气虚则乳白，气寒为月白，雪白则为失血。

黄色：主滞、主虚、主湿等。由淡黄、土黄到褐黄，随颜色加深而所主之症加重。此症多见于脾失健运、燥湿不化、气血亏损或正气受阻等病证。如肝气郁结并胆阻症，淡黄为气伤，土黄为气郁，褐黄为气结。色青、黑者为症重。

红色：主热、炎症。由淡红、大红到紫红，随颜色加深而所主之症也重。

黑色：主寒、主瘕、主险。由灰黑、青黑到黧黑，随颜色加深而所主之病亦重。

【名言名句】

《诸病源候论》："阴肿者，是虚损受风邪所为，胞络虚而有风邪客之，风气乘于阴，与血气相搏，令气血否涩，腠理壅闭，不得泄越，故令阴肿也。"

《儒门事亲》："狐疝其状如瓦，卧则入小腹，行立则出小腹入囊中，亦与气疝大同小异。"

六、望皮肤

润燥色泽视为先，判得营血五脏观。

疹①疱②痘③疡④如何辨，形温色痛四般占。

【难点注释】

①疹：发生于皮肤表面的斑丘状、粟粒状高出皮肤的疹子，抚之碍手，疹色可与皮肤颜色相同，亦可发红，疏密不一，甚则融连成片。

②疱：多发生在上唇或面部的皮肤病，局部先发痒，然后出现水泡状的隆起，微痛，一两周后结痂自愈。

③痘：包括痘疮与痤疮。痘疮，也叫天花，一种由病毒引起的急性传染病，发病后全身出现豆状水疱或脓疱，所结的痂脱落而留下的瘢痕就是麻子。痤疮，俗称粉刺、暗疮、青春痘，多出现于面、颈、胸、背、臀部等皮脂腺粗大、分泌旺盛的部位。

④疡：疮疡包括所有的肿疡和溃疡，如痈疽、疔疮、疖肿、流痰、流注、瘰疬等，好发于夏秋季。疮疡是中医外科临床的常见病、多发病，具有发病迅速、部分病情较重等特点，在面部可引起疔疮走黄，在手足易引起伤筋损骨的严重后果。创伤出现感染以后，就形成了疮疡。

【歌诀总括】

皮肤需要气血津液的濡养、温煦，所以内脏有病的时候，可以反映到皮肤上面来。本节提示望皮肤时，应观察其色泽、形态的变化，但重点在于对皮肤疾病，如斑、疹、水疱、疮疡等的辨识。

【歌诀详解】

《山海经》载："高氏之山……其下多箴石。"郭璞注："砭针，治痈肿者”。该书载有38种疾病，其中包括痈、疽、瘑、瘿、痔、疥等外科疾病。隋朝由巢元方等编写的《诸病源候论》是我国第一部病因病机学专著，书中有不少外科内容，对瘿瘤、丹毒、疔疮、痈疽、痔瘘、兽蛇咬伤等疾病的病因病机有了一定的认识，对某些皮肤病病因的认识已显示出相当高的科学水平，如“在头生疮，有虫，白痂甚痒”，是指发癣；“湿疥者，小疮皮薄，常有汁出，并皆有虫，人往往以针头挑得，状如水内瘑虫”，指的是疥疮；并认识到漆疮与过敏体质有关。

正常人皮肤荣润光鲜，丰满而有弹性，是精气旺盛、津液营血充沛的征象。而皮肤疾患，有因病邪内侵而显露于体表者，也有肌腠直接患病者，二者当以区分。

（1）辨色泽：

表1-5　不同色泽症状、病机的区别

色泽	症状	病机
赤	发于头面，色如涂丹，边缘清楚，灼热肿胀（抱头火丹）	风热化火
	发于小腿足部，皮肤红赤（流火）	湿热化火
黄	色如橘皮（阳黄）	湿热蕴蒸，胆汁外溢
	色晦如熏（阴黄）	寒湿阻遏，胆汁外溢
黑	黑而晦暗	肾阳虚衰
白	面部白斑，大小不等，界限清楚（白癜风）	风湿侵袭，气血失荣
润燥	干涩不荣	营血已伤
	状如鱼鳞，干枯粗糙	瘀血内停

（2）辨形态：

表1-6　阳水、阴水之肿胀的区别

病名	症状	病机
阳水	头面先肿，继则全身，腰以上肿甚	肺失宣肃，风水相搏
阴水	下肢先肿，继则全身，腰以下肿甚	阳虚失化，水湿内停

表1－7　斑、疹、麻疹、风疹、隐疹的区别

病名	症状	病机
斑	色红，点大成片，平摊于皮肤下，摸不碍手	温病热入营血（阳斑） 内伤气血亏虚（阴斑）
疹	形如粟粒，色红而高起，摸之碍手	
麻疹	初似感冒，2～3天后颊黏膜先出麻疹斑，热势已出，疹色桃红，先发于耳后发际，后迁延至四肢躯干	感受麻毒时邪
风疹	色红细小，排布稀疏，伴有瘙痒	外感风邪
隐疹	色淡红，形态各异，搔之成片	营血虚而风邪中于经络

表1－8　白痦、水痘、热气疮、湿疹之水疱的区别

病名	症状	病机
白痦	白色小颗粒，晶莹如粟	湿郁汗出不彻
水痘	粉红色斑丘疹，顶满无脐，晶莹透亮，浆液稀薄，皮薄易破，大小不均，兼有轻度恶寒发热表现	外感时邪，内蕴湿热
热气疮	形如粟米，痒痛烧热，发于口角、唇缘、眼睑	风热之毒，蕴结肺胃，湿热熏蒸肌肤
湿疹	初起红斑，迅速肿胀，形成丘疹或水疱，破后渗液，结痂后留有痕迹	血虚生风化燥，或湿热留于肌肤

表1－9　痈、疽、疔、疖的区别

病名	症状	病机
痈	红肿高大，根盘紧束，伴焮热疼痛	阳证，属于火毒，湿热火毒内蕴，气血瘀滞肉腐
疽	漫肿无头，肤色不变，不热少疼 难消、难溃、难敛	气血虚损，寒痰凝滞；风毒积热，内陷筋骨
疔	初起如粟米，根脚坚硬较深，顶白而痛，麻木或发痒	毒邪袭于皮肤，气血凝结
疖	起于浅表，形小而圆，红肿热痛不甚，容易化脓，脓溃即愈	暑湿阻于肌肤，脏腑蕴积湿热，气血壅滞

【名言名句】

《灵枢·痈疽》："热气淳盛，下陷肌肤，筋髓枯，内连五脏，血气竭，当其痈下，筋骨良肉皆无余，故命曰疽。疽者，上之皮大以坚，上如牛领之皮。"

《备急千金要方》："凡肿，根广一寸以下名疖，一寸以上名小痈，如豆粒大者名疱子。"

《望诊遵经》："七十岁，脾气虚，皮肤枯。"

《诊家正眼》："苦肌肉痹痒，皮肤痛，下部不仁，汗出而寒，颠仆羊鸣，手足相引，甚者不能言。"

《温热经纬·叶香岩外感温热篇》："或云头隐隐，或琐碎小粒者为疹。""疹从血络而出，属经。"

第四节　望排出物

一、望痰涎

痰器以肺脾为源，生痰之根在先天。
寒热燥湿四般者，质色量俱当为辨。
涎虽尽为脾之液，临病需还察阳明。

【歌诀总括】

痰涎虽为肺和气道排出的病理性黏液，但其与肺、脾、肾三脏关系密切。故观察痰涎的色、质、量，可以判断三脏的病变与病邪的性质。

所谓分泌物，即指器官、孔窍里面正常的一些液体，起到濡润的作用，如眼泪、鼻腔分泌物、唾液、阴道的带下等。本节提示痰涎虽为肺和气道排出的病理性黏液，但其与肺、脾、肾三脏关系密切。故观察痰涎的色、质、量，可以判断三脏的病变与病邪的性质。

【歌诀详解】

（1）望痰：寒痰，痰白清稀，多因寒邪阻肺，津凝为痰，或脾阳不足，湿聚为痰。热痰，痰黄稠结块，多因邪热犯肺，炼津为痰。燥痰，痰少而黏，难于咳出，多因燥邪犯肺，耗伤津液，液凝为痰。湿痰，痰白滑量多，易于咳出，多因脾运失健，水湿内聚为痰。血痰，痰中带血，颜色鲜红，多因火热灼肺。脓痰，痰中混有脓血，气味腥臭，多因热毒蕴肺，化腐成脓，而成肺痈。

（2）望涎：总体而言，涎较稀多见于虚寒，较稠多为湿热。脾胃虚寒，多见口流清涎量多，主因脾胃阳虚，气不化津；脾胃湿热，多见口中时吐黏涎，主因湿热困中焦。滞颐，多见小儿口角流涎，涎渍颐下，主因脾虚不摄津液，或胃热虫积。

（3）望涕：鼻塞流清涕的是外感风寒。鼻流浊涕，量多如注，伴有喷嚏频作，称为鼻鼽。突发者，见于风寒束于肺卫。长期流浊涕，量多，腥臭，较稠，称为鼻渊（鼻窦炎），多因湿热所致。

（4）望唾：唾较涎清稀，俗称口水。唾配属于肾，涎配属于脾，涎和消化的功能关系密切。时吐浊沫，多见于宿食、湿邪，或见于胃阳虚、脾阳虚。

【名言名句】

《素问·宣明五气篇》："心为汗，肺为涕，肝为泪，脾为涎，肾为唾。"

《望诊遵经》："坚而成块者，热痰属心。""有黑点而多稀者，寒痰属肾。" "燥而难出者，燥痰属肺。" "滑而易出者，湿痰属脾。"

二、望呕吐物

形色质量当需审，呕吐之物胃为关。
肝胆为患亦可吐，黄绿苦水①血块添。

【难点注释】

①黄绿苦水：呕吐黄绿苦水为胆汁外溢的表现。

【歌诀总括】

呕吐之物，包括食物、痰涎、积血等，分别代表从不同脏腑排出的秽浊之物。本节提示呕吐物是因胃气上逆所引起，可由外感、内伤所致。所以，辨察呕吐物的色、形、质、量变化，可以了解胃气的盛衰。

辨察呕吐物的色、形、质、量变化，可以了解胃气的盛衰。

【歌诀详解】

呕吐物分为食物、痰涎、积血，其各具不同的临床意义。呕吐物清稀无味，多为寒邪犯胃，伤损胃阳，而致水饮内停，或胃阳不足，腐熟无力所致。呕吐物秽浊酸腐，多因邪热犯胃，或多食伤胃，食积不化所致。呕吐黄绿苦水，多因肝胆郁热所致。吐血，色暗红结块，多因胃热炽盛，或胃腑血瘀所致。

【名言名句】

《望诊遵经》："腹中作痛，面色乍赤乍青乍白，其痛时作时止，时吐清水者，虫也。"

《诊宗三昧》："如数实而吐臭痰者为肺痈。"

三、望大便

寒热泄泻验便质，痢疾[①]为病血冻黏。
便血当视远与近，一虚一实细参辨。
便秘当需运气血，诸病非独肠中患。

【难点注释】

①痢疾：古称肠澼、滞下，为急性肠道传染病之一，临床以发热、腹痛、里急后重、大便脓血为主要症状。

【歌诀总括】

排便与肺气宣肃、肝气疏泄、肾阳温运息息相关。

排便与肺气宣肃、肝气疏泄、肾阳温运息息相关。所以，临床应着重辨析大便的色、形、质、量以及次数变化，以探究三脏的病变规律。

【歌诀详解】

正常人便色黄，呈圆柱状，质软。

（1）便秘：便秘属于脾系病变，以大便干燥为其特征。形成便秘机制有三：一是水津亏损，二是水津不布，三是传导无力。

水津亏损：热盛伤津，或素体阴虚，或营阴暗耗，形成便秘，都是水津亏损所致。吴鞠通将其喻为"无水行舟"。

水津不布：水津不布机制有二。一是肾阳衰惫，气化失常，水津不能四布，致使肠道干涩，成为便秘。这种情况常伴有困倦无力，舌淡而胖。二是三焦气滞，也可影响水津不布。津气运行于三焦，津随气行，亦随气滞。如果肺气失宣，脾气失运，肝气失疏，三焦气郁影响水津不能敷布于肠，可致便秘，古人所谓气秘，实即指此而言。若大便并不干燥，惟大便不爽，也是三焦气郁使然。便秘或不爽均须兼见脘腹、胁肋、腰骶胀痛，才是气郁所致。

传导无力：与卫气虚损有关。肠能蠕动不息，有赖气为动力。若中气虚损，卫气无源，动力告竭，则肠道传导无力而成便秘。

因此，肺、脾、肝、肾功能异常皆能令人便秘，非独肠也；气虚、气滞、血虚皆能令人便秘，非独津也。

（2）泄泻：泄泻是脾系病变，以大便稀溏、次数增多为其特征，是脾运障碍、肠内水分增多所致。

泄泻机制甚多，就其病性言之，有寒有热，有虚有实；就其病机言之，有脾系自病，也有他脏累及。从致病因素分析：饮食不洁，邪从口入，侵犯胃肠，脾运障碍，气郁化热，津凝成湿，湿热互结，下趋成泻；暴饮暴食，食积停胃，传导异常而泻。从自身功能失调角度分析：脾运障碍，水湿停滞，下注为泻；中焦虚寒，运化力弱，水湿停滞，下注致泻；虚寒更甚，不能腐熟水谷而成完谷不化；泄泻日久，肠道松弛，成为洞泄。从他脏累及分析：外感风寒，肺卫闭郁，津气不能出表，从三焦内归胃肠，湿随气陷成泻者，有之；肾阳气化不及，水湿停滞三焦，妨碍肠道水津输出，下注成泻；肝木克土，肠道蠕动增强而使大便次数增多；水谷未曾消化即因传导亢进而成飧泄；肠道痉挛，腹痛即泻。所以，他脏功能失调引起水液输布异常或肠道弛张失度，都可导致泄泻，故谓肺、脾、肝、肾皆能令人泻，非独肠也。

【名言名句】

《素问·脏气法时论篇》：“脾病者，……虚则腹满肠鸣，飧泄食不化。”

《灵枢·师传》：“肠中寒，则肠鸣飧泄。”“肠中热，则出黄如糜。”

《医碥》：“痢由湿热所致，或饮食湿热之物，或感受湿热之气，积于肠胃，则正为邪阻，脾胃之营运失常，于是饮食日益停滞，化为败浊，胶粘肠胃之中，营运之机，益以不利。气郁为火，与所受湿热之气混合为邪，攻刺作痛。”

《医学原理·痢门》："其赤者血分受伤，属于小肠；白者气分受伤，属于大肠。"

《明医指掌》："湿热之积，干于血分则赤，干于气分则白。"

四、望小便

小溲可定三焦变，清长短黄虚实见。

淋证①当识血石膏，各有不同析病兆。

【难点注释】

①淋证：是以小便频急、淋沥不尽、尿道涩痛、小腹拘急、痛引腰腹为主要表现的疾病的统称。主要分为五淋，即气淋、血淋、膏淋、石淋、劳淋。

【歌诀总括】

三焦是将肾系与其余四脏连为一体的大腑，是水津升降出入之路。水液能在三焦运行，需要五脏相互协调才能运行不息，通调无滞。任何一脏功能失调，都会引起水津通调失度。本节提示小便为三焦运化所司，审察小便变化可鉴别三焦脏腑的疾病。

【歌诀详解】

肾系经隧是由肝系之膜构成，三类证象虽然都是水液失调，实与尿路痉挛、松弛、受压有其密切关系。水津随其卫气升降出入，卫气发生病变，出现气虚、气滞、气陷，都可引起小便失调。所以小便异常，应当联系五脏与卫气进行分析，才能揭示致病机制。除此以外，肾系血瘀、血溢，液结成石，阻塞尿路；精壅精室，压迫尿路；或尿路痉挛，妨碍尿液下行；尿路松弛，肾关失健，也可引起小便失调。所以，五脏皆能令小便失调，非独肾也；气、血、精、液皆能令小便失调，非独津也。

三焦运化失司，水道不利，则可反映于小便色、质、量的变化。

正常人小便色淡黄，清净而不浑浊。而三焦运化失司，水道不利，则可反映于小便色、质、量的变化。

（1）尿量异常：

尿量增多：口渴、尿多，昼夜尿量超过2500ml，谓之消渴。尿中含糖者谓之糖尿病，无糖者谓之尿崩症。多由肾阳虚损，不能化水为气、蒸腾四布使然。如张景岳云："阳不化气则水精不布，水不得火则有降无升，所以直入膀胱而饮一溲二，以致源泉不滋，天壤枯涸者，是皆真阳不足，火亏于下之消证也”。但亦不能专责肾阳不足，气虚不能固精也尤为常见。此外，一般小便清长量多，畏寒怯冷，也是肾阳亏损、肾气不固所致。

尿量减少：小便昼夜少于400ml，谓之尿少。小便少而短赤，为热盛伤津，或吐泻失水，或过汗伤津所致。若尿少而见浮肿，则是肺、脾、肝、肾四脏功能异常，即肺失宣降，脾失健运，肾失气化，肝失疏调，水液内停所致。

（2）尿质异常：

尿浊：尿液浑浊，或白如米泔，或凝结如脂，排尿时无痛感，谓之尿浊。兼见形寒怯冷，腰膝酸软者，为肾阳不足，气化失司。脂液下流，兼见神疲食少，小腹下坠者，为脾虚气陷，气不固摄谷精，精微下泄；小儿尿如米泔，则因食积阻滞，运化失常，谷精随其水液下注前阴。所以小便浑浊，或为阳虚不能转化谷精，或为气虚不能固摄谷精，或为脾功能障碍。

尿血：尿中带血，尿色变红，或夹血块，谓之血尿。兼见尿频、尿急、尿痛，为邪客肾系，气郁化热，由气入血，热迫血溢，成为血淋；兼见潮热盗汗，为痨虫侵入肾系，化热伤阴，肾水亏虚，阴虚火旺，灼伤血络，此为肾系自病。尿道涩痛，兼见口舌生疮，舌尖红绛，为心经湿热从三焦下注前阴，热迫血溢，是心病及肾，心肾同病。兼见发热、口苦、脉象弦数，为肝经血热，迫血外溢，是肝病及肾，肝肾同病。小便呈洗肉水样，色淡微红，兼见面色苍白，食少神疲，为脾气虚弱，统摄无权，是脾病及肾，脾肾同病。

小便夹精：尿中夹有精液，或尿后精液自出，谓之小便夹精。兼见尿浊、尿痛，舌红苔黄，是湿热蕴结下焦，扰动精室；兼见五心烦热，舌红少苔，是肾阴亏损，虚火扰动精室；兼见形寒怯冷，腰膝酸软，是肾阳虚衰，肾气不固，封藏不密；兼见食少便溏，少气懒言，是中气下陷，气不摄精。

（3）排尿异常：

小便频数：兼见尿急、尿痛，舌红、脉数，是邪侵肾系，气郁化热，湿热蕴结，尿路挛急所致。病在气分，谓之气淋，热入血络，谓之血淋；感冒咳嗽，兼见小便频数，是肺失宣降，水道失调；兼见小便清长，夜尿增多，则病性属寒，是肾阳不足，肾气不固，膀胱失约所致。

小便不通：小便不通，谓之癃闭，寒热虚实皆能致之。骤感风寒，肺卫闭郁，尿路挛急而闭，病性属寒。湿热蕴结，精室肥大，压迫尿路而闭，病性属热。肾阳衰惫，气化无权；或中气下陷，清阳不升而闭，病性属虚。血瘀成癥，液结成石，阻塞尿路而闭，病性属实。此外，肾功能衰竭，气化不行，水停为肿而呈小便不通，间亦有之。

小便涩痛：急欲小便又欲便不能而呈尿频、尿急、尿痛，是小便不畅。盖五脏经隧均由肝系之膜构成，经隧感受刺激而呈挛急，于是频急而痛见矣！若小便不利兼见尿来中断，或为结石阻于膀胱下口，或为精室肥大压迫尿路。

余沥不尽：尿后点滴不尽，是因肾气虚损，不能固摄膀胱所致。

小便失禁：小便失去控制而自遗，谓之小便失禁，为肾阳虚衰，肾气不固，膀胱失约。若患者神志昏迷而小便自遗，是因心神失其主宰，病势垂危。

咳是肾失气化，水泛高原，病本在下而病标在上；遗尿是因肺气虚损，不能摄津，病本在上而病标在下。

遗尿：梦中小便自遗，谓之遗尿，小儿多见，成人偶有之。兼见食少神疲，是肺脾气虚，气不摄津；兼见形寒怯冷，是肾气未充，膀胱失约，两种机制并存尤为多见。如果不是梦中遗尿，而是咳则尿出，妇女可见此症，是因肾的气化不及，水液内停，从三焦上逆犯肺而咳，复因肺气虚损，咳时耗气，津无气摄而遗。所以咳是肾失气化，水泛高原，病本在下而病标在上；遗尿是因肺气虚损，不能摄津，病本在上而病标在下，是下病及上与上病及下两种机制并存的反映。

【名言名句】

《诸病源候论》：“大小便难者，由冷热不调，大小肠有游气，游气在于肠间，搏于糟粕，溲便不通流。”

《圣济总录》：“虚劳小便余沥者，肾气虚弱，而膀胱不利故也，膀胱不利，则气不能化，气不化，则水道不宣，故小便后有余沥。”

《丹溪心法》：“淋有五，皆属乎热。”

《医宗金鉴·四诊心法要诀》：“肾主水，故病则水蓄腹胀、肿满、喘不得卧也，肾开窍于二阴，故病则溲便不利也。”

第五节　望小儿指纹

一、望小儿指纹意义与方法

三岁小娃望指纹，食指桡侧仔细分。
太阴经脉此为过，三关评定哑科安。

【歌诀总括】

小儿指纹望诊始见于唐代王超的《水镜诀》，发扬并完善于宋元时期。它的出现弥补了四诊在儿科诊断方面的不足。小儿多未能言，言而未足取信，脏腑柔弱、易虚易实等，自古儿科被认为是难上之难，其最突出的就是诊断难。小儿指纹望诊法的应用正是对四诊不足的补充。本节提示望小儿指纹是观察三岁以内患儿指纹的形色变化。具体以食指桡侧浅表静脉为经，以三关为纬进行望诊。

【歌诀详解】

小儿食指脉络同属手太阴肺经，故诊察此处与诊寸口脉意理相通。

小儿食指按指节分为三关：食指第一节为风关，第二节为气关，第三节为命关。故根据络脉在食指三关出现的部位，可以测定邪气的浅深与病情的轻重。

根据络脉在食指三关出现的部位，可以测定邪气的浅深与病情的轻重。

具体方法：诊察小儿指纹时，家长抱小儿面向光亮，医生用左手拇指、食指握住小儿食指末端，再以右手拇指在小儿食指掌侧前缘，从指尖向指根部推擦几次，使指纹显露，以便观察。

小儿指纹观察简单、方便，且较少受外来因素（如哭闹、气温等）的影响，与其他体检配合应用，可以互相取长补短，对小儿疾病的预后和转归的判断、治疗效果的监测亦有其现实意义，通过动态观察，可为临床医生提供病情变化、治疗效果等较可靠的客观指标。

【名言名句】

《幼幼集成》：“盖此指纹，即太渊脉之旁支也，脉纹之变易，亦即太渊之变易。”

二、望小儿指纹形色变化与意义

三关一渡病势增，络脉浮沉正邪争。
色泽浅深病邪定，形状变化虚实明。

【歌诀总括】

“以浮沉分表里，红紫辨寒热，淡滞定虚实，三关测轻重”

《幼幼集成》载：“以浮沉分表里，红紫辨寒热，淡滞定虚实，三关测轻重”，此已经成为小儿指纹望诊的宗旨。本节以“浮沉分表里，络色辨病性，淡滞定虚实，三关测轻重”为纲，概述了望小儿指纹的方法及其临床意义。

【歌诀详解】

正常络脉：纹色浅红，隐隐显露于食指掌侧前缘，形态呈单支，斜行，粗细适中。

（1）浮沉分表里：指纹浮而显露，见于外感表证，主因外邪袭表，正气鼓舞气血于表，故指纹浮显；指纹沉隐模糊，见于内伤里证，主因邪困于里，阻遏气血外达于表，故指纹沉隐。表证病情轻浅，对循环功能及末梢血管充盈度影响不大，血液通畅，故指纹表现为浮。里证如痞、满、燥、实、坚等胃肠症状，以及温热病后期阴液耗竭，体液平衡失调，影响血液循环，血管充盈度减低，则指纹表现为沉。

（2）络色辨病性：紫色是热证，红色是伤寒，青色是惊风，淡白是疳积。

表 1-10　纹色主病与病机

纹色	主病	病机
淡白	脾虚、疳积	脾胃气虚，生化乏源
鲜红	外感表证、寒证	邪正相争，气血趋向于表
紫红	里热证	热邪炽盛，壅滞气血，脉络扩张
青紫	疼痛、惊风	肝风内动，脉络郁涩，气血不通
紫黑	病属重危	心肺气衰，血络郁闭

热证伤营血，经络涩滞，末梢血管扩张、静脉充盈则指纹表现为紫；若热灼津液，血液浓缩，循环不畅，末梢血内含氧量减低，则指纹色表现为紫青；寒证多为功能低下之疾病，对血液循环影响不大，故指纹多为淡红。

（3）淡滞定虚实：指纹浅淡，纤细，分支不显，多属虚寒证，主因气血亏虚，脉络不充；指纹浓滞，增粗，分支明显，多属实热证，主因邪正纷争，壅滞气血。虚证常因皮下脂肪菲薄或贫血而皮肤苍白，使纹色变淡；实证多为急性、热性、功能亢进等证候，对循环功能影响较大，末梢静脉充盈扩张及血流迟缓，循环衰竭时指纹更为涩滞。

（4）三关测轻重：指纹现于风关，为邪入络脉，邪轻病浅；指纹现于气关，是邪入经脉，病深邪盛；指纹现于命关，是邪入脏腑，病情危重；指纹直达指端（透关射甲），提示病情凶险，预后不良。

（5）望小儿指纹的应用意义：一般情况下，健康小儿的指纹应在风关或略过风关，随着病情的加重而逐渐向前延伸。营养发育差，指纹达命关的比例高，且显露而纤细，纹路较多而乱。病情危重，达命关的比例亦较高。指纹直透命关可作为心血管功能不全的辅助体征，心血管和周围循环调节功能紊乱，血管张力改变，血流速度减慢，毛细血管循环障碍，使血液郁滞在末梢血管，指纹充盈度相应升高，则通透命关甚至射甲。指纹达命关并非全是重症患儿，有关资料统计表明，正常小儿亦有 3.8% 的发生率。

察指纹，对三岁以下小儿有一定的诊断意义。现代医学认为，影响小儿指纹变化的因素很多，如心脏的排血功能、末梢血管舒缩状态、血容量的增减、血液浓度、血氧及二氧化碳分压、肺气体交换与组织气体交换功能、自主神经系统和某些内分泌系统的调节功能、血管活性物质的影响、血液动力学的改变等，所以察指纹除考虑以上因素外，还应与望闻问切结合分析，方能对疾病作出正确的判断。

【名言名句】

《幼幼集成》：“指纹何故乍然浮，邪在皮肤未足愁，……忽尔关纹渐渐沉，已知入里病方深。”“初起风关病未秧，气关纹现急须防，将临命关呈危急，射甲通关病势猖。”

《四诊抉微》：“紫热红伤寒，青惊白是疳。”“黄是脾中热，黑主慢脾端。”

第二章　舌　诊

第一节　舌诊概说

脾胃肝肾心连舌，审查苗窍①此为辙。
舌色本为气血凭，苔质方为胃气生。

【难点注释】

①苗窍：指鼻为肺窍，目为肝窍，口唇为脾窍，舌为心窍，耳为肾窍。

【歌诀总括】

舌是否运动灵活，与心神、脾胃的功能密切相关，舌下面有金津、玉液，有唾液腺开口的地方，所以舌体的润燥可以反映我们人体津液的盈亏盛衰。本节提示舌与脏腑、经络、气血、津液密切联系。望舌可察脏腑盛衰，可辨气血盈亏，可判津液荣枯，可定经络畅滞。

【歌诀详解】

（1）脏腑相合：舌为心之苗，手少阴心经之别系舌本，故舌与心、神的关系极为密切，可以反映心、神之病变。舌为脾之外候，足太阴脾经连舌本、散舌下，舌苔为胃气蒸发水谷而成，与脾胃运化功能相应，舌体赖气血充养，所以舌象能反映脾胃气血的盛衰。肝藏血、主筋，足厥阴肝经络舌本，舌态变化以肝气逆动为主要病机。肺系上达咽喉，与舌根相连，肺气宣肃气津，输布于舌，可辨津液之盈亏。肾藏精，足少阴肾经循喉咙、夹舌本，足太阳膀胱经经筋结于舌本，少阴、太阳二脏主水液运行，亦可察津液荣枯。

舌底部有唾液腺的开口，即金津、玉液。我们人体的津液是否充足，津液是否亏虚，也可以通过舌的润泽反映出来。

其他脏腑由经络连通，也间接与舌体联系，故观察舌象的变化，可以辨析脏腑之病变。

脏腑在舌面有其一定的分布区域，舌尖多映上焦心肺，舌中多观中焦脾胃，舌根以析下焦肾脏，舌两侧多候肝胆病变。

医者一般是先看舌质，再看舌苔，其望诊顺序为从舌尖到舌中，然后到舌边、舌根，除了观察舌上面以外，还要注意观察舌底的舌下静脉。

（2）脏腑相映：脏腑在舌面有其一定的分布区域，舌尖多映上焦心肺，舌中多观中焦脾胃，舌根以析下焦肾脏，舌两侧多候肝胆病变。且舌质候五脏病变为主，为重血分；舌苔候六腑病变为主，多据气分。

（3）检查方法：医生应该略高于患者，望舌底时医生要低于患者。患者可以坐位，也可以仰卧位，面向自然光线，自然地伸舌，舌面平展，舌面要平，不能伸舌过久。医者一般是先看舌质，再看舌苔，其望诊顺序为从舌尖到舌中，然后到舌边、舌根，除了观察舌上面以外，还要注意观察舌底的舌下静脉。有种特殊的诊舌法称为“扪摸揩刮”，即除了用眼睛看以外，还要用压舌板刮舌，或者用棉签来鉴别舌苔有根无根，舌上面是不是有染苔，或者是否有其他杂物在上面。看舌要迅速敏捷，全面准确。

【名言名句】

《灵枢·脉度》：“心气通于舌，心和则舌能知五味矣；……脾气通于口，脾和则口能知五谷矣。”

《伤寒指掌》：“舌尖属上脘，舌中属中脘，舌根属下脘。”

《临证验舌法》：“凡内外杂证，亦无一不呈其形，著其色于舌，……据舌以分虚实，而虚实不爽焉；据舌以分阴阳，而阴阳不谬焉；据舌以分脏腑，配主方，而脏腑不差，主方不误焉。危急疑难之顷，往往证无可参，脉无可按，而惟以舌为凭；妇女幼稚之病，往往闻之无息，问之无声，而惟有舌可验。”

第二节　望舌质

一、望舌质概要

淡红舌色薄白苔，运动灵活态自安。

辨色论形细查验，寒热虚实一舌分。

【歌诀总括】

舌质即舌的本体，为舌的肌肉脉络组织，其可判断疾病预后转归。望舌质要看舌质的颜色、光泽、形体、动态。本节概述了常人的舌象，并提示望舌质需从色、形、态进行辨别。

【歌诀详解】

舌质是指舌的脉络组织，为脏腑气血之所荣。望舌质包含了颜色、形质和体态的辨别。正常舌象为“淡红舌、薄白苔”，具体而言，舌色红活鲜明，体态柔软，运动灵活。其可从神、色、形、态几方面进行望诊，首先是运动，看它的舌态，柔软灵活；其次大小适中；最后是神色，实际上运动灵活、红润光泽就是有神的表现。

因为年龄、体质、性别、气候等等发生变化，舌也会随之变化。老年人的舌肯定显得老一些，小孩子的舌肯定显得嫩一些。体质不同，舌态也不同，胖人舌体显得胖大，瘦人舌体显得瘦小。还有一些先天性的，比如说舌下系带过短，其运动不灵活，还有先天性的地图舌、齿痕舌等等。若妇女来月经，也会影响舌的变化。这些都属于正常的生理变化。

望舌质包含了颜色、形质和体态的辨别。

从神、色、形、态几方面进行望诊，首先是运动，看它的舌态，柔软灵活；其次大小适中；最后是神色，实际上运动灵活、红润光泽就是有神的表现。

【名言名句】

《医门棒喝》：“观舌质可验其正之阴阳虚实，审苔垢即知邪之寒热浅深。”

二、察舌神

荣舌鲜明润泽敏，阴阳和调为有神。
质暗苦涩液匮乏，气血大亏为神衰。

【歌诀总括】

本节提示舌神主要表现于舌质的荣润与灵动两方面。察舌神重点在于辨别舌质的荣枯。

【歌诀详解】

荣舌（有神）表现为舌色红活，鲜明光泽，体态灵活，虽病亦属善候。枯舌（无神）表现为舌色晦暗，干涩无光，运动不灵，为属恶候。通过观察舌神，可了解脏腑气血津液之盈亏，判定疾

舌神主要表现于舌质的荣润与灵动两方面。

察舌神重点在于辨别舌质的荣枯。

病的预后转归。

三、望舌色

淡红舌色为常态，病情轻浅亦可生。
淡白渐始血不充，兼见阳虚水湿盛。
红舌已进热分证，赤血妄行斑点生。
热势急进为绛舌，水涸热盛两般重。
紫青同为瘀寒病，紫舌亦引热毒抨。

【歌诀总括】

本节提示舌色大致可分为淡红、淡白、红、绛、紫、青六种。除淡红色为常色外，其余都是主病之色，当以细加辨别。

【歌诀详解】

正常人舌色淡红而活泼润泽，不滑不燥。在望舌色时还需注意观察舌色之“死活”。所谓“活色”即隐隐红活，虽病而脏气未败，病情尚轻；所谓“死色”即干晦枯疾，乃脏气不至，病情深重。

舌色可以反映人体诸脏腑的疾病以及病邪的性质，具体意义可据下表参考。

表2－1　各种舌色的舌象特征及临床意义

舌色	舌象特征	临床意义
淡红舌	淡红润泽、白中透红	心气充足，正常舌色；气血调和，即使有病也说明病轻
淡白舌	淡白湿润，舌体胖嫩	阳虚水湿内停
	淡白光莹，舌体瘦薄	气血两虚
	血色全无，色近枯白	病情严重的时候，气血严重消耗
红舌	舌色淡红	正常人
	舌色稍红，或边尖略红	外感风热初起
	色鲜红	实热证
	舌尖红	心火上炎
	舌边红	肝经热盛
	舌鲜红少苔，体态较小，泛红如妆	虚热证

续表

舌色	舌象特征	临床意义
绛舌	舌色深红色，甚至带有暗红色，有苔	内热炽盛，热入营血
	舌绛少苔或无苔，兼有裂纹	阴虚火旺
	舌绛少苔而润	瘀血
紫舌	全舌青紫	血行瘀滞
	淡紫色（舌淡红而泛现紫色）	寒盛、阳虚，气血运行不畅
	紫红色（舌红而泛现紫色）	热毒深入营血，阴虚而导致气血不畅
	绛紫舌（舌质绛而现紫色）	热毒炽盛，气血壅聚
	紫色斑点	瘀血阻于局部
	色淡红兼现青紫	肺气壅滞，肝郁血瘀
	淡紫湿润	阴寒内盛，阳气被遏，血行凝滞
	绛紫而枯	热毒炽盛，营阴灼伤

【名言名句】

《舌胎统志》：“舌本之正红者，为脏腑已受温热之气而致也。”“紫舌干裂纹者，热极不治。”

《辨舌指南》：“舌色鲜红，无苔点，舌底无津，舌面无液者，阴虚火炎也。”

《舌鉴辨证》：“淡紫带青舌，舌色青紫无苔，且滑润瘦小，为直中肾肝阴证。”

四、望舌形

舌形可成千般化，老嫩为析虚实证。
阳虚水停胖大舌，肿胀实为热毒生。
气血两虚体瘦小，点刺①疑是热毒攻。
般般裂纹②阴液损，虚实相兼定分明。

【难点注释】

①点刺：点即鼓起舌面的红色星点，有点称红星舌，因热毒深入血分而致，可见于温热病极期。刺即舌面上出现的颗粒，高出如刺，摸之棘手，也是温热病热邪亢盛的征象。点、刺的变化

多见于舌边、舌尖。

②裂纹：舌面呈现多少不等、深浅不一的各种形状明显的裂沟。正常人约0.5%有先天性裂纹舌，但无其他症状和异常舌象。裂纹舌多由阴虚、血虚所致，亦可见于脾虚湿盛。裂纹舌也指舌苔的裂纹，多见于外感热病极期。

【歌诀总括】

舌质四种病理形态，即老嫩、胖瘦、点刺、裂纹。

本节概述了舌质四种病理形态，即老嫩、胖瘦、点刺、裂纹。

【歌诀详解】

（1）老、嫩舌可辨虚实之证：老舌，纹理粗糙，坚敛苍老，舌色暗淡，多见于实证；嫩舌，纹理细腻润滑，浮胖娇嫩，舌色浅淡，多见于气虚、血虚、阳虚、脾胃虚等虚证。

（2）胖、瘦舌可辨气血虚亏：舌体胖大而厚，伸舌满口，色淡兼有齿痕，称为胖大舌，多因阳气虚衰、水湿内停而成，见于水肿、消化不良等患者。舌体肿大满口，影响饮食言语，称为肿胀舌，多因热郁、中毒所致。舌体瘦小，色淡者，称为瘦薄舌，多因气血两虚。色绛干燥者，多因阴虚火旺，可见于一些疾病的晚期和严重感染。

（3）点刺、裂纹舌当辨阴阳寒热：点刺舌主实热证，见于猩红热、重症肺炎等。依据分布部位而反映不同脏腑的病变，点刺的部位多见于舌尖部，多因血分有热，热邪越重，点刺越明显，颜色越深，它与热势成正比，是一种热极的表现。舌红而起芒刺，是气分的热盛；舌体小，则是阴虚火旺；舌色绛紫，则为热入营血，热毒炽盛。裂纹舌，一者主阴虚液枯，见舌色绛红、干裂无苔；一者主阳明热盛，见舌色焦黄、苔厚干裂，见于高热、脱水、营养不良的患者。舌淡而胖嫩，出现裂纹，是脾虚湿困的表现。舌红绛，裂纹深，是热盛伤津的表现。

（4）齿痕舌：舌的边缘见牙齿的痕迹，多因舌胖，即舌体较正常者稍肥大而受齿缘所压而致，多属脾虚、气虚或阳虚。若淡白而湿润，则属寒湿壅盛；淡红而有齿痕，多是脾虚或气虚。临床中在辨认齿痕时要注意：齿痕多数和舌体胖嫩同时存在，若只有舌体边缘不整而没有舌体胖嫩，应该慎重判断，分析舌体胖嫩的程度，而且齿痕与患者牙齿排列不整齐也有关系；齿痕的形状是和牙齿的压迫相一致的，这种压迹一般是底部平整下陷。若凹陷成沟或凹陷面积较大而呈凹陷，应该考虑是否舌体边缘原来就不够整齐，不是牙齿压迫所造成；四诊合参，不要轻易地单凭齿痕决定辨证，以防误诊。

【名言名句】

《诊家正眼》：“苔燥黑生芒刺者，难治，法宜急下。”

《望诊遵经》：“舌裂舌烂者，病在脉。”

《形色外诊简摩》：“又有面赤烦躁，遍舌生疮生刺，舌敛缩如荔枝状，或痰涎涌盛，喘急，小便频数，口干引饮，两唇焦裂，喉间如烟火上冲，两足心如烙，脉洪数无伦，按之有力，扪其身烙手，此肾虚火不归原所致。”

《临证验舌法》：“青而浮胖娇嫩者，肝胆两经精气虚也，滋水生肝饮。”

五、望舌态

舌态需从动态分，心包热陷舌强硬。
阴血俱虚痿证生，肝风内动伴颤抖。
歪斜风袭经络中，心脾有热吐弄舌。
短缩舌见危重候，寒凝热极已成风。

【歌诀总括】

本节以常见的病理舌态，如强硬、痿软、颤动、歪斜、吐弄、短缩等为基础，分析舌态与疾病的关系。

常见的病理舌态有强硬、痿软、颤动、歪斜、吐弄、短缩。

【歌诀详解】

舌态指舌体运动时的状态。常人舌体伸缩自如，活动灵敏，是脏腑气血旺盛的表现。

强硬舌：舌体板硬强直，屈伸不利，言涩不清。多见于热入心包，高热伤津，中风等证。舌强色绛少津，主因高热伤阴所致；舌强语涩，主因痰阻舌络所致。

痿软舌：舌体软弱，痿废无力。多见于气血俱虚，阴精亏极等证。舌色淡白无华，主因气血亏虚所致；舌色红绛少苔，主因阴液虚损、筋脉失养所致。

颤动舌：舌体颤抖，不能自主。轻者伸舌即颤，甚者静时抖动难平，多见于风证。热极生风者，则舌绛；血虚动风者，则舌淡白；阴虚动风者，则舌红少津，见于酒毒患者。

歪斜舌：伸舌偏向一侧，舌体不正，多见于中风患者；兼舌色淡红，多属风痰阻络，病势较轻；兼舌红干燥，多属肝阳化风，病势危重。

吐弄舌：舌常伸于口外，不可即刻回缩者，为吐舌；舌不时舔四周口唇，或舌微出口外，立即收回，为弄舌。二者多见于心脾热盛。吐舌兼舌紫暗，多见于毒邪攻心或正气已绝；弄舌多为惊风先兆。

短缩舌：舌体短缩拘紧，不能伸长，多属危重证候；兼舌色淡紫而湿润，多因寒凝筋脉、阳气大脱所致；兼舌色红绛干裂者，多因热盛伤津、筋脉拘急所致；兼舌短缩而胖，苔滑腻者，多因痰浊内蕴、经络阻滞所致。

【名言名句】

《望诊遵经》：“舌纵舌缩者，病在心……舌卷舌短者，心肝之证候。”

《临证验舌法》：“舌本强直，转动不活，而语言謇涩者，危。”

六、望舌下络脉

由细渐粗淡紫色，少有迂曲①平常态。
色紫形粗为瘀滞，形紧色淡属寒凝。
舌底瘀丝点点生，方为瘀证郁气凭。

【难点注释】

①迂曲：迂回曲折。

【歌诀总括】

望舌下络脉应重点审查其色泽、粗细、形态、舌下瘀点等变化。

本节提示望舌下络脉应重点审查其色泽、粗细、形态、舌下瘀点等变化。

【歌诀详解】

正常人舌下络脉紫色略淡，由细而粗，渐长而直。由于舌下络脉时而早于舌色变化，故舌下络脉是分析气血运行情况的重要依据。

通过解剖证实舌下络脉是舌深静脉及其属支舌尖静脉，而并非仅为舌下络脉，还包括舌尖、舌两侧、舌腹面的静脉血与舌下静脉并舌下神经伴行，络脉向后注入颈内静脉或舌静脉或颈总静脉。正常情况下舌尖静脉并不显现，只见舌深静脉，走行于舌系带与伞状褶皱之间，呈线状或条柱状，长度不超过舌下肉阜至舌尖的3/5。瘀证可见多分支、囊泡状，充盈饱满，青黑色，明显增粗，长度有时可达舌尖，常与静脉压升高、微循环阻滞有关。舌色偏淡，络脉细短，分支不显，多因气血不足，脉络不充。络脉粗大，呈青紫或绛紫色，分支繁密，呈暗红色，形似网络，或丛生瘀点，多因血瘀阻滞脉络。

【名言名句】

《诸病源候论》：“身面发黄，舌下大脉起青黑色，舌噤强不能言，名曰噤黄。”

《察病指南·产难外候》：“寒热并作，舌下脉青而黑，舌卷上冷，子母皆死。”

第三节　望舌苔

一、望苔质

阳明气阴上蒸舌，随生舌苔以观明。
厚薄为示病轻浅，润燥可为盈亏凭。
腻苔本源湿饮聚，胃气衰败成腐苔。
阳明气阴两亏虚，片片剥落无苔生。
气血充盈胃气盛，渐生新芽根源清。
舌光如镜可照人，无根之苔亦无争。

【歌诀总括】

舌苔是舌质上附着的苔状物。中医认为舌苔是由脾胃之气蒸诊察舌苔内容包括苔质和苔色两方面，苔质包括舌苔的厚薄、润燥、腻松、腐霉、剥落等方面，苔色主要包括白苔、黄苔、灰苔、黑苔四种。

化胃中水谷之气而生成。诊察舌苔内容包括苔质和苔色两方面，苔质包括舌苔的厚薄、润燥、腻松、腐霉、剥落等方面，苔色主要包括白苔、黄苔、灰苔、黑苔四种。正常舌苔表现为薄白一层，白苔嫩而不厚，干湿适中，不滑不燥。本节提示须从苔质、苔色两个方面望舌苔，以辨析病邪的性质及邪正的消长。

【歌诀详解】

舌苔是舌体表面附着的苔状物，是胃气蒸腾水谷之气而成。正常人舌苔薄白润泽，颗粒均匀，干湿适中，揩之不去。

临床中一般望舌苔要分辨其厚薄程度，以分析正邪的盛衰与病邪的深浅；分辨苔面润燥，以分析体内津液的盈亏与输布情况；分辨苔质腻腐，以分析阳气与湿浊的消长；分辨舌苔的剥落情况与有无根基，以分析阳明气血的盈亏。所以，审查舌苔的苔质状况，是望舌质的有力补充，也是判断正邪进退的最佳佐证。

表 2-2　各种舌苔的特征及临床意义

苔质	舌苔特征	临床意义
薄	透过舌苔，隐现舌质	疾病初起，表证
厚	透过舌苔，难显舌质	热邪、湿浊、痰浊、食积
舌苔厚薄转化	舌苔由薄转厚	病邪由表传里，病情由轻转重
	舌苔由厚转薄	病情由重转轻，病势退却
润	舌面润泽，干湿调和	常人，风寒表证，瘀血等
滑	扪之湿而滑利，甚则伸舌涎流欲滴	阳虚水停
燥	望之枯燥，扪之无津	高热，大量失水等
舌苔润燥转化	舌苔由润转燥	燥热伤津，病情加重
	舌苔由燥转润	燥热渐消，津液为复，病情转佳
腻苔	质粒细腻，紧密均匀，边薄中厚，刮之不脱	湿浊内停
腐苔	质粒粗大，形厚疏松，状如腐渣，揩之可去	胃肠郁热，痰浊，食积等
剥落苔	舌苔剥脱不全，剥处光滑，余处残存舌苔（花剥苔）	胃之气阴两伤
	全部剥脱，新苔不生，光洁如镜（镜面舌）	胃气大伤，胃阴枯竭
舌苔有无转化	舌苔从有转无	胃之气阴不足，正气渐衰
	舌苔剥落，复生新苔	邪去正胜，胃气渐复
	舌苔骤长骤退	病情突变
有根苔	舌苔紧贴舌面，边薄中厚，似从舌里生出，脱后渐可复生	病邪虽盛，胃气未衰
无根苔	苔不着实，浮涂舌上，刮之即去	胃气大衰，预后不良

人体脏腑气血津液的虚实，疾病的深浅轻重变化，都有可能客观地反映于舌苔，舌苔随着正邪消长呈现相应的动态变化。现代研究非常重视舌苔与疾病的关系，并认为其可反映疾病的轻重和进退，而且其变化对某些疾病的诊断有一定的意义。

【名言名句】

《临证验舌法》："如干燥而有浓苔者，宿食滞于肠胃，而燥结不出也"、"如其舌后半截滑腻而有微苔者，乃脾胃虚气下陷也，须补中益气汤。"

《诊家正眼》："身不热，口不渴，苔黑而滑者，属阴寒，法宜急温。"

《形色外诊简摩》："有病，则舌必见苔。病藏于中，苔显于外，确凿可凭，毫厘不爽。医家把握，首赖乎此，是不可以不辨。""苔上起杨梅刺焦干，黑中有红点者是肝经。"

二、望苔色

白黄灰黑视苔色，尽与苔质细分详。
白滑之苔痰饮盛，外感热毒积粉①蒸。
黄苔亦可分浅深，热势渐进为指征。
灰黑本是寒热极，须从润燥辨分明。

【难点注释】

①积粉：即指积粉苔，为舌上满布白苔，有如白粉堆积，扪之不干燥的舌象。

【歌诀总括】

本节提示舌苔根据病邪性质的不同，亦可呈现迥异的病理颜色，其大体可分为白、黄、灰黑三类，当与舌色相参为证。

舌苔根据病邪性质的不同，亦可呈现迥异的病理颜色，其大体可分为白、黄、灰黑三类，当与舌色相参为证。

【歌诀详解】

临床中不同的苔色可单独出现，也可相兼而生。各种苔色变化需要同苔质、舌色及舌态变化综合分析，以把握病邪的性质。

（1）白苔，指舌面附着白色的苔垢。

正常人舌苔为白色，其他的颜色是在白苔的基础上演变而成，所以白苔是苔的一种常色，苔的本色。

薄白苔，多见于表证初起，或阳虚内寒的患者；厚白苔，多见于湿浊内停，或痰凝食积的患者；白厚干燥，多见于热证；白厚而腻，多因食积、痰湿、痰饮、湿浊；积粉苔，白厚而干，状如积粉，多见于浊毒相结，或瘟疫相染；白糙苔，干燥如砂石，多为燥热伤津、瘟毒侵入、阴液不足的表现。

（2）黄苔，舌苔呈现黄色，主热证、里证。根据病邪的深浅，可分为淡黄、深黄和焦黄。颜色愈黄，热邪就愈重。

微黄苔，舌苔浅黄，多见于风寒表证；正黄苔，舌苔黄厚，多见于湿热内蕴，食积化热等证；焦黄苔，苔黄兼加灰黑，多见于燥热内结胃肠。

（3）灰黑苔，灰色和黑色这两个颜色是作为深浅的区分。灰苔者，苔色浅黑；黑苔者，苔色深灰。二者通过苔质润燥以区分病邪的寒热属性。舌苔灰黑，湿润多津，多见于寒湿疾病；舌苔灰黑，干燥无津，多见于热性疾病。灰苔多主里热证，而黑苔多主热极津伤，病属危重。故苔色越黑，病情越重，临床当加以分辨。

【名言名句】

《临证验舌法》：“如有浓苔，或焦黄、或焦黑，而糙刺燥裂，其症痞满燥实坚敛悉具者，实症也。”

《形色外诊简摩》：“至论颜色，黄苔胃经，黑苔脾经，红苔胆经，紫红苔肾经。”

《辨舌指南》：“如以青黄合入黑中，则为灰色也。”

第四节　舌象分析与舌诊意义

观舌首务是望神，细查胃气有无根。
舌质辨析气血态，苔质则究阳明关。
二者需用相合审，悟其浅深病势参。
试论病邪进与退，立法处方皆观瞻。

【歌诀总括】

本节提示在诊察疾病时，要重视舌的神气与胃气，并结合舌质和舌苔的变化，以判别正邪盛衰、病位浅深、病势进退，进而指导临床处方用药。

【歌诀详解】

（1）望舌之法：首先，要察舌之神气与胃气。舌神基本体现在舌体的色泽和活动两方面。舌色反映了气血的盛衰，舌体荣枯可表现津液的盈亏，而舌体运动可体现脏腑的虚实。故有神之舌，提示气血充盛，虽病也轻，预后良好；无神之舌，提示阴阳皆衰，预后不良。舌苔有根、无根，提示了胃气的盛衰。有根之苔，胃气充足，无根之苔，胃气衰败。其次，要将舌质与舌苔互参分析，以综合判别疾病的特征：①判断正邪盛衰。如舌色淡白，舌苔光剥，为气血两虚；舌干苔燥，为津液虚损。②辨别病位浅深。病邪轻浅，多见于舌苔变化，病情较重，则舌质、舌苔相兼变化。如外感表证，舌苔薄白，为疾病初起；而病邪入里，邪至气分，则苔黄而厚；若邪入营分，可见舌绛；邪滞血分，则苔少舌绛，病势深重。③推断病势进退。通过观察舌苔的变化，可测知疾病发展的进退趋势。若苔色由白转黄，或黄转为灰黑，苔质由薄转厚，由润转燥，多为病邪由表入里，由轻渐重，从寒化热，病势渐进之象。然而舌苔由厚转薄，由黄转白，由燥变润，多为病邪渐消退，津液复生，病情转佳的征象。若舌苔骤增骤退，多为病情突变所致。④判断病情预后。舌荣有神，苔白而薄，为邪气未盛，正气未衰，胃气未败，预后较佳；舌质枯晦，苔生无源，舌态异常，为正气虚亏，胃气大败，病多危重，预后不良。

舌色反映了气血的盛衰，舌体荣枯可表现津液的盈亏，而舌体运动可体现脏腑的虚实。

舌苔有根、无根，提示了胃气的盛衰。

（2）望舌要点：要求患者把舌伸出口外，舌体充分暴露，舌面舒张，舌尖自然下垂。医者要在柔和的自然光线下进行望诊，一般按舌苔、舌质，由舌尖、舌边至舌中、舌根的顺序进行观察。望苔时要排除“染苔”的情况，尤其饮食对舌象影响较大，这就需要医生细心询问，加以排除。

（3）舌诊具有重要的临床意义：舌诊主要是观察舌质和舌苔两个方面的变化。脾健运化，胃主受纳，脾胃生理功能正常则舌上可现一层薄润的舌苔。机体在疾病病理变化过程中，阴阳的盛衰，气血的调和，津液的存亡，均可直接反映在舌苔变化中，察舌苔的变化，即可知脏腑盛衰、病邪凶吉进退，故舌诊能判断邪正的盛衰，区别病邪的性质。

【名言名句】

《形色外诊简摩》："前人只论有地无地，此只可以辨热之浮沉虚实，而非所以辨中气之存亡也。地者，苔之里一层也；根者，舌苔与舌质之交际也。……无苔者，胃阳不能上蒸也，肾阴不能上濡也。"

《临证验舌法》："凡内外杂证，亦无一不呈其形、著其色于舌，……据舌以分虚实，而虚实不爽焉；据舌以分阴阳，而阴阳不谬焉；据舌以分脏腑，配主方，而脏腑不差，主方不误焉。危急疑难之顷，往往证无可参，脉无可按，而惟以舌为凭；妇女幼稚之病，往往闻之无息，问之无声，而惟有舌可验。"

《辨舌指南》："荣者谓有神。凡舌质有光有体，不论黄、白、灰、黑，刮之而里面红润，神气荣华者，诸病皆吉；若舌质无光无体，不拘有苔无苔，视之里面枯晦，神气全无者，诸病皆凶。"

第三章　闻　诊

第一节　闻诊概要

闻诊识辨音清浊，语声高亢与低弱。
鉴他真语与狂言，脏气虚实呼吸明。
再嗅气味辨病性，耳鼻合用病机显。

【歌诀总括】

闻诊，即通过听声音和嗅气味以了解患者病情的诊察方法。早在殷代就已有“疾言”，即语言方面的疾病。《史记·扁鹊仓公列传》言扁鹊能“切脉、望色、听声、写形，言病之所在”，《素问·阴阳应象大论篇》曰：“善诊者，察色按脉，先别阴阳；审清浊，而知部分；视喘息、听音声，而知所苦”。本节提示闻诊主要包括听声音与嗅气味两个方面的内容，以此辨识疾病的主要性质，进而指导临床。

闻诊，即通过听声音和嗅气味以了解患者病情的诊察方法。

【歌诀详解】

闻诊分为两个部分，一是用耳朵去听，听患者发出的各种病理性声音；二是用鼻子去嗅，看病体有什么气味，呕吐物、排泄物有什么气味，病室里面有什么气味。医者首先通过不同的病理性声音如嗳气、呃逆等，可辨别患者病邪的性质及病势进退。其次，通过嗅觉以了解患者疾病的寒热属性。但在临床实践中，后者常被忽略，因视听二者缺一不可，故医者应加以重视。

【名言名句】

《史记·扁鹊仓公列传》：“切脉、望色、听声、写形，言病之所在。”

《素问·阴阳应象大论篇》:“善诊者，察色按脉，先别阴阳；审清浊，而知部分；视喘息、听音声，而知所苦。”

《诊宗三昧》:“视喘息，听声音，而知病所苦。”

第二节 听声音

一、语声

语声重浊风痰滞，肺金失司音失张。
诸痛均可伴呻吟，小儿夜啼①心脾伤。

【难点注释】

①夜啼：以新生儿日间安静、夜间啼哭不安为主要表现的疾病。

【歌诀总括】

声音是人体生命活动的外在证候，能够反映脏腑功能活动和气血津液的盛衰，也是表达人的思想感情的重要形式。当外邪侵袭或脏腑失调时，可使人的声音发生异常变化，由于致病邪气的不同，病变所在脏腑的不同，因而其异常的声音变化也各不相同。因此可以通过诊察患者各自异常的声音变化，来推断疾病的寒热虚实、脏腑的气血盛衰、邪气的性质与盛衰变化。本节提示听声音当辨患者言语气息的强弱、高低、清浊、缓急的变化，以候疾病的浅深。

凡患者发声高亢有力，声音连续而多言，为阳证、实证、热证，是阳盛气实、机体功能亢奋的表现，而发声低微细弱，声音断续而懒言，为阴证、虚证、寒证，常是禀赋不足、气血虚损的反映。

【歌诀详解】

听声音，主要辨识常声与病声。常人声音音调和畅，刚柔相济。男性声低而浊，女性声高而清，儿童声尖清脆，老人浑厚低沉。声音的强弱，既反映正气的盛衰，也与邪气的性质有关。一般而言，凡患者发声高亢有力，声音连续而多言，为阳证、实证、热证，是阳盛气实、机体功能亢奋的表现，而发声低微细弱，声音断续而懒言，为阴证、虚证、寒证，常是禀赋不足、气血虚损的反映。新病骤起多实，常见于外感六淫之邪；久病缓发多虚，常见于虚劳内伤之证。由于声音的产生与肺、心、肾等脏腑盛衰关系密切，故病变声音则各有不同。实热证，语声高亢有力；虚寒证，语声低微细弱，时而断续；湿浊阻滞者，多见语声重浊。而喑哑常分虚实二端。实者（金实不鸣），多因外感寒热袭肺，或痰湿壅肺，肺失宣肃所致；虚证（金破不鸣），多因肺肾精伤，阴虚火旺所致。同时病痛者多伴有呻吟之声。新病呻吟，声高有力，多为实证；久病呻吟，声低无力，多为虚证。临床中闻声常与望姿态相参来判断疼痛部位，如护腹者，多痛在脘腹；护腮者，多痛在齿颊。

听声音与听语言均要掌握辨别寒热虚实的要点。无论是外感内伤，还是新病久病，其声音变化都会有区别。另外根据需要与望、问、切诊合参，可明确病性、病位，为临床辨证提供可靠的依据。

另外，《黄帝内经》中就有关于五音应五脏和五音应五方的记载。《素问·阴阳应象大论篇》载肝音为角，心音为徵，脾音为宫，肺音为商，肾音为羽。在五行系统中，五音被赋予了五行的属性，从而具有了在这个体系中与其他具有五行属性的事物的对应关系。五音闻诊在中医诊断中已经具有了一个较完善的体系。我们在临床实践中，需要对照古籍中对五音的具体描述，结合患者发出的音声，仔细体会其不同来加以判别，在较多的实践积累中，力求对五音作出较准确的判断。在此基础上，可以听患者的五音作出五脏的定位诊断，再结合其发音的言语的多少和轻重辨其寒热虚实，结合得出五脏的寒热虚实，从而可以确定患者五脏禀赋的强弱不同，进一步可推出其易患的疾病和易出现的症状，最终为治疗和预防打下基础。

【名言名句】

《素问·脉要精微论篇》：“声如从室中言，是中气之湿也。言而微，终日乃复言者，此夺气也。衣被不敛，言语善恶，不避亲疏者，此神明之乱也。”

《素问·奇病论篇》：“人有重身，九月而喑，……胞之络脉绝也。……胞络者系于肾，少阴之脉，贯肾系舌本，故不能言。

……无治也，当十月复。”

《灵枢·忧恚无言》：“寒气客于厌，则厌不能发，发不能下，至其开阖不致，故无音。”

《内外伤辨惑论》：“心肺元气初无减损，又添邪气助之……其声壮厉而有力者，乃有余之验也。”“内伤饮食劳役者，心肺之气先损……其气亦怯，其声亦低，是其气短少不足之验也。”

《医学准绳六要》：“暴哑风痰伏火或暴怒叫喊所致也。”

二、语言

言语真诚非实热，狂言号叫热深坚。

郑声独语心气败，错语言狂痰火伤。

【歌诀总括】

言为心声，所以出现了语言异常是心神的一种病变。本节提示语言异常多为心病所生，临证之时当首从心神识辨。

【歌诀详解】

沉默寡言，嗜静懒动者，多属虚寒证；烦躁多言，易怒好动者，多属实热证。语声低微，时断时续者，多属虚证；语声有力，语多连续者，多属实证。

总体而言，沉默寡言，嗜静懒动者，多属虚寒证；烦躁多言，易怒好动者，多属实热证。语声低微，时断时续者，多属虚证；语声有力，语多连续者，多属实证。诸上是对患者病性的大体判断，其具体可分为六类加以辨识。

（1）癫语与狂言：

共同特点：患者神志错乱、意识思维障碍。

区别要点：癫语，是癫证的语言表现，表现为自言自语，语无伦次，或哭笑无常，精神恍惚。多因心脾两虚，痰浊壅滞所致。狂言，为狂证的言语特征，表现为神志错乱，语无伦次，胡言乱语，骂詈无常。多因肝胆郁滞，痰火扰心所致。

（2）错语与独语：

共同特点：神志清醒，意识思维迟钝。

区别要点：独语，主因痰浊内盛，上蒙心窍，或心血不足，神失所养所致，多见独语不休，首尾不续，见人即止。错语，主因脾虚痰阻，肝郁气滞所致，或神气不足，心气虚弱的表现，或者痰浊、瘀血、气滞阻碍心窍，多见语言错乱，语后自知，但不能自主。

（3）郑声与谵语：

共同特点：神志昏迷或模糊。

区别要点：郑声属虚证，主因心气大伤、神无所依而致。多见语复无力，时断时续，声音低弱模糊，神志昏沉。郑声，声音很低，气短不续，欲言而不能复言。谵语，属实热证，主因热毒攻心，痰蒙心窍所致，多见声高乱语，神志不清，并伴有实热症状。

【名言名句】

《伤寒论·辨阳明病脉证并治法》："实则谵语，虚则郑声，郑声者，重语也。"

《医宗金鉴·杂病心法要诀》："狂怒凶狂多不卧，日直骂詈不识亲。""癫疾始发意不乐，甚则神痴语无伦。"

《形色外诊简摩》："谵语者，言语谬妄，非常所见也，邪热乱其神明故也。有燥屎、有瘀血、有痰凝、有血热，热入血室，皆有余之证，下之清之而愈，宜养津液、疏心包络。"

三、呼吸

呼吸全赖肺肾司，喘哮声响断以明。
气短还须虚实察，少气便映虚劳生。

【歌诀总括】

肺主气机宣肃，肾主纳气，一升一降，维持人体气机的正常运动。临床中尚有"形病气未病"、"形气俱病"的说法，均说明了机体生命活动中呼吸的重要意义。本节从呼吸的强弱、长短、快慢入手，分析肺、肾二脏的疾病变化。

【歌诀详解】

一般而言，病者呼吸如常，是形病气未病；呼吸异常，是形气俱病，尤与肺肾病变有关。外感邪气有余，呼吸声高，气粗而促，发病较急，属热证、实证；内伤正气不足，呼吸声低，气微而慢，发病较缓，属虚证、寒证。

外感邪气有余，呼吸声高，气粗而促，发病较急，属热证、实证；内伤正气不足，呼吸声低，气微而慢，发病较缓，属虚证、寒证。

（1）喘与哮：

共同特点：呼吸短促困难。

区别要点：①喘者，张口抬肩，鼻翼煽动，端坐呼吸，不能平卧。其分为虚、实两类。实喘，喘病骤生，声高息粗，以呼出为快，多因外邪或痰浊阻肺所致。虚喘，发病缓慢，呼吸短促，首尾不续，多因肺气虚损，或肾不纳气所致。哮者，呼吸急促，喉中痰鸣，声响如哨，频发反复，易由外界因素引动。其分为寒、热两端。寒哮遇冷而作，多因寒痰内停所致。热哮遇热而作，多因热痰阻肺所致。②“哮以声响名，喘以气息言”，故喘以气急息迫为要，哮以喉间哮鸣为主。

（2）气短与少气：

共同特点：语声低微，呼吸不续。

区别要点：①气短者，呼吸短促，不相接续，似虚喘而不抬肩，似呻而无痛楚，多因水停气滞，肺气不利所致。少气者，呼吸微弱，语低声微，多因阳气虚损所致。②气短者，呼吸勉强，似有窒碍；少气者，气乏不足以息，言语无力。

【名言名句】

《景岳全书·喘促篇》：“实喘者，气长而有余……胸胀气粗，声高息涌，膨膨然若不能容，惟呼出为快也。”“虚喘者，气短而不续……慌张气怯，声低息短，皇皇然若气欲断，提之若不能升，吞之若不相及，劳动则甚，而惟急促似喘，但得引长一息为快也。”

四、咳嗽声

五脏皆可令人咳，辨其痰质与色泽。
声如犬吠是白喉，阵发鸡啼为顿咳。

【歌诀总括】

本节以《素问·咳论篇》“五脏六腑皆令人咳”为源，讨论了咳声变化与疾病的关系，并兼述了痰色、质、味与咳声综合辨证的临床意义。

【歌诀详解】

咳嗽与肺失宣肃最为相关。“咳”为有声无痰，“嗽”为有痰无声，“咳嗽”为有声有痰。而临床中多以“咳嗽”为名，所以就需将咳痰之色、量、形、味加以区分。其中，咳声重浊，多为实证；咳声轻清，则为虚证。咳声不扬，痰稠色黄，多见于热证。咳痰有声，痰多易咳，多见于痰湿证。干咳无痰或者少痰，属于燥邪犯肺或者肺阴亏虚。其次，咳声亦可分辨某些特殊疾病，如顿咳者，咳声短促，阵发痉挛，声如鸡鸣，反复发作，多因风痰热邪搏结于喉所致。白喉者，声嘶息困，声如犬吠，多因疫毒攻喉，肺肾阴虚所致。

咳声重浊，多为实证；咳声轻清，则为虚证。咳声不扬，痰稠色黄，多见于热证。咳痰有声，痰多易咳，多见于痰湿证。干咳无痰或者少痰，属于燥邪犯肺或者肺阴亏虚。

【名言名句】

《素问·咳论篇》：“久咳不已，则三焦受之，……此皆聚于胃，关于肺，使人多涕唾而面浮肿气逆也。”

《诸病源候论·咳嗽候》：“肺咳，咳而引颈项而唾涎沫是也。……厥阴咳，咳而引舌本是也。”

《医学真传·咳嗽》：“咳嗽俗名曰呛，连咳不已，谓之顿咳。顿咳者，一气连咳二三十声，少者十数声，呛则头倾胸曲，甚则手足拘挛，痰从口出，涕泪相随，从膺胸而下应于少腹。大人患之，如同哮喘，小儿患之，谓之时行顿呛。……不与之药，亦不丧身。若人过爱其子，频频服药，医者但治其气不治其血，但理其肺不理其肝，顿呛未已，又增它病。”

《治法机要》：“咳谓无痰而有声，肺气伤而不清也。嗽谓无声而有痰，脾湿动而生痰也。咳嗽是有声有痰，因伤肺气，复动脾湿也。”

《幼科金针·天哮》：“夫天哮者，……盖因时行传染，极难奏效。其症咳起连连，而呕吐涎沫，涕泪交流，眼胞浮肿，吐乳鼻血，呕衄睛红。”

五、呕吐、呃逆、嗳气、太息、肠鸣

闻呕需辨吐之物，清水虚寒痰黄热。
呃逆虚实阳明彰，宿食[①]变化为嗳气。
情致郁结发太息，肠鸣胃脘气滞声。

【难点注释】

①宿食：中医指积食之症。宿食病，即今之伤食病也，谓食隔宿不化也。

【歌诀总括】

本节概述了呕吐、呃逆、嗳气、太息、肠鸣等病理性声音的辨别方法，并分析声音变化与脏腑病变的关系。

【歌诀详解】

不同的病理性声音是由于病邪所侵犯的部位不同而致。

呕吐：一般来说，量不多，物质清晰，声音不大，是虚寒；势猛、声壮，吐黏稠黄水，甚至酸臭苦水，则是实热证。虚寒者，声音微弱，吐势徐缓；实热者，声音洪亮，吐势较骤。其次，当与其吐出之物相参。呕吐清涎，多为脾胃虚寒；呕吐浊秽，多为食滞胃脘。口干欲饮，饮后又吐，为水逆。朝食暮吐、暮食朝吐，名曰胃反。

呃逆：古代称为“哕”，为胃气上逆，膈痉冲咽而发出的冲击声。临床可分寒、热、虚、实四类：实热证，发病急速，呃声有力，声响高亢，多因寒邪伤脾，肝火犯胃所致；虚寒证，呃声无力，气弱低沉，多因胃阴不足，脾肾阳虚所致。

嗳气：饱食之后，胃中气逆发出的声音，古称为“噫”，俗称“打饱嗝”，也是胃气上逆的表现。临床中当分虚实：实证，高亢有力，嗳后腹满得舒，多因寒邪客胃，食积胃脘而致；虚证，声低无力，多因脾胃虚弱所致。

太息：患者自觉胸闷，为使胸中舒畅而发出的长嘘声。多因情绪异常，肝郁气结所致。

肠鸣：胃肠运动产生的声响。正常的人，每分钟肠鸣音 4 ~ 5 次，气相激，肠声漉漉。其声以风、寒、湿邪起病为甚。虚寒证，声似饥肠，得温食则缓，遇寒饥则重。痰饮证，如囊裹水，动作有声。若三邪客居肠胃，则肠鸣似雷，脘痞胀满。高亢、频急，肠子咕咕地叫，声音很高，为肝气犯脾、肝脾不调；肠鸣音稀少，是虚寒气滞、邪气阻闭等所致。

【名言名句】

《素问 · 保命全形论篇》：“病深者，其声哕。”

《灵枢·热病》："汗不出，大颧发赤哕者死。"

《伤寒论·辨太阳病脉证并治法中》："伤寒发汗，若吐若下，解后，心下痞硬，噫气不除者，旋覆代赭汤主之。"

《金匮要略·呕吐哕下利病脉证治》："趺阳脉浮而涩，浮则为虚，涩则伤脾，脾伤则不磨，朝食暮吐，暮食朝吐，宿谷不化，名曰胃反。"

《诸病源候论》："谷不消则胀满而气逆，所以好嗳而吞酸。"

《伤寒指掌》："嗳气者，因气抑遏不宣，上逆作声而嗳气，每有饱食之后而作者，可知其因于胃气郁滞也。"

第三节　嗅气味

一、病体之气

口气源自水谷成，亦兼疮疡牙疳[①]病。
汗痰涕液发异味，均由相关脏腑生。
呕吐之物究胃腑，排泄之物二阳经。

【难点注释】

①牙疳：以牙龈红肿、溃烂疼痛、流腐臭脓血等为主要表现的牙病。

【歌诀总括】

正常人气血流畅，不应有异常气味，若气味有异常改变，常常是由于脏腑气血津液受病所致，所以通过嗅气味来诊断疾病，具有较高的临床实用价值。气味变化对许多疾病诊断是一项有价值的指标，且嗅气味简便易行，临床中可作为诊断的重要指征，应加以重视。本节概述了嗅气味要从整体入手，包括了口气、汗气、痰涕之气、呕吐之气等等。

【歌诀详解】

嗅气味，可以判断疾病的寒热虚实，包括了人体全身各处的气味。一般来说，气味酸腐、臭秽，是热证；气淡，是虚证、

嗅气味，可以判断疾病的寒热虚实，包括了人体全身各处的气味。

寒证。

口气：主要是辨别口臭的类型。口气秽臭，多属胃肠积热；口气酸臭，多属食积肠胃；口气腐臭，兼吐脓血，多为溃腐脓疡；口气秽浊难闻，兼牙龈腐烂，则为“牙疳”。

汗气：多因湿热毒邪所引起。汗出腥膻，多因湿热蕴肤所致；汗出腥臭，多因热毒炽盛，或瘟疫相染而致；汗出色黄，兼有臭气，可因痹证日久而生。

痰涕之气：多由肺窍失肃所致。痰稠色黄，气味腥膻，多因肺热壅盛所致；痰涎清稀，味咸无味，多因阳虚寒凝所生；浊涕腥秽，状如鱼脑，则为“鼻渊”。

排泄之气：对于排出物如大小便、妇人经带等的异常气味，要通过问诊得以辨识。总体而言，大便浑浊臭秽，多见于湿热病；大便清稀无味，多见于寒湿病。小溲臊臭，色黄浑浊，为实热证；小溲清长，无特殊气味，为虚寒证。女子带下色黄臭秽，为湿热下注；带下色白气腥，为寒湿下注。

【名言名句】

《形色外诊简摩》：“汗出稠黏，有腥膻气或色黄者，风湿久蕴于皮肤，津液为之蒸变也，风湿、湿温、热病失汗者多有之。”“口气重者，胃热盛也，阳气留充，其病虽剧，可治”。

二、病室之气

一入病室气为盈，定从久病人体生。
腐臭唯有浓疲化，臊气来自水肿病。

【歌诀总括】

病室之气常常反映了患者的整体疾病特征。

本节提示病室之气常常反映了患者的整体疾病特征。

【歌诀详解】

病室的气味是患者身上汗液、呕吐物或者排泄物排出人体后由于通风不良，没有被及时清理，而充斥到整个病室所致。但其从侧面反映了患者的整体病机，如室内气味腐臭，多有疮疡患者；室内有血腥味，多是失血证；臊气充室，多见于水肿病晚期；室内有烂苹果气味，多见于消渴病。

【名言名句】

《广瘟疫论》："温疫病气从中蒸达于外，初病即有臭气触人，轻者盈于床帐，重则蒸然一室。"

第四章　问　　诊

问诊的意义及方法

一、问诊的方法

问诊收集病情明，病史嗜好俱占全。

一一问清析源由，还需景岳十问[1]添。

【难点注释】

一问寒热二问汗，三问头身四问便，五问饮食六胸腹，七聋八渴俱当辨，九问旧病十问因，再兼服药参机变，妇女尤必问经期，迟速闭崩皆可见，再添片语告儿科，天花麻疹全占验。

①十问：即指十问歌。一问寒热二问汗，三问头身四问便，五问饮食六胸腹，七聋八渴俱当辨，九问旧病十问因，再兼服药参机变，妇女尤必问经期，迟速闭崩皆可见，再添片语告儿科，天花麻疹全占验。

【歌诀总括】

中医的临床问诊与西医的问诊有着许多不同的特点，临床医师只有遵循中医临床活动的认知规律，充分发扬中医问诊的特色，才能施展中医问诊的技艺，从而充分发挥问诊在中医四诊中的作用，为准确辨证提供丰富而准确的符合中医辨证需要的症状资料。本节概述了闻诊的主要内容，并强调了张景岳“十问歌”的临床意义。

【歌诀详解】

问诊是对患者或者是陪诊者有目的的询问，大部分是直接询问患者，有的时候需要询问陪诊者，如儿童或者口齿不清、神志昏迷、半昏迷的患者，需要对其陪诊者或者送诊者进行有目的的询问。问诊是医者通过询问患者，以了解疾病的发生、发展、治疗经过、现在症状和其他与疾病有关情况的诊察方法。其目的在于获得与诊治相关的资料，如疾病发生的时间、地点、诱因、自觉症状以及治疗经过等。

（1）问诊在疾病诊察中具有重要意义。在疾病的早期，问诊尤为重要。适当的问诊可提示病变重点，有利于疾病的早期诊断，为进一步诊察提供线索。

问诊时要恰当准确，简明无漏，收集资料广泛且全面。首先，要确定主诉，把握主要矛盾。其次，围绕既往史、家族史等进行问诊，针对患者进行综合分析。最后，利用十问歌，以辨析病位与病性，最终作出明确诊断。

问诊应充分展示语言艺术。不同的询问语气可能起到不同的效果，常见的中医临床发问语气有：①谈话式发问，即像亲人询问家事一样，有关信息在不知不觉中被医者所筛留；②启发式发问，有些情况下医者认为很有必要了解的病情，又不便直接发问，古医家常常用启发式的语气，或向患者讲述已把握到的病情，或询问与之有关的情况；③讲解式发问，即在四诊中为患者讲述病情病机，形式上是让患者了解自己的情况，理解其发病和病情发展的趋势，解释为什么会出现各种已知的症状，这时就可能引发患者的联想，把其所知病情一一表述。

问诊要持认真的态度。医者临诊时的服务态度最为病家所看重，如果医者漫不经心，随口发问，问无定向，问题简单而语气不温，病家立即会产生不满意的情绪，自然也不会与医者配合，最终医者的诊治可能不被病家信任。正确的态度应当是热情接诊，望诊为先，切诊随之，在获得一定病情信息的基础上，根据情况问诊，病家回答时应注目倾听，视情再问。对于特殊情况的患者要对症处理，如精神负担较重的患者，在进行问诊的同时，要帮助患者解除压力，树立其信心；对于危重患者，则要先行抢救，对症治疗，以免贻误病情，造成医疗事故。

（2）中医临床问诊的特点：不论中医还是西医，临诊了解病情时都需要问诊，它们之间有着许多共同之处。问诊的目的基本一致，都是为了了解病情。问诊，从诊治疾病的认识发展阶段来说属于感性认识活动，但问诊了解病情不属于感性认识，因为问诊是通过语言的交流获得病情信息，患者所表述的、医者听到的不是病情的表现，而是语言信息，这就存在一个辨别分析、认可的思考过程。中医临床问诊与西医临床问诊相比，表现出许多不同的特点，这些特点反映出中医临床的特色。

西医与中医问诊方法有所不同。西医问诊直截简明，问病情、家族史、既往史，问各种与疾病有关的信息；而中医问诊含蓄，总是根据对病情了解的进度，展开启发式问诊，语言表述不是直白的，而是委婉的。

西医与中医问诊的作用亦不同。西医问诊获得的信息医者经辨别和认定，即可作为病情的信息。而中医则不然，中医问得病情以后，还需根据患方的描述，在医者的大脑中进行再造想象，想象症状的情景。

【名言名句】

《素问·三部九候论篇》："必审问其所始病，与今之所方病，而后各切循其脉。"

《素问·征四失论篇》："诊病不问其始，忧患饮食之失节，起居之过度，或伤于毒，不先言此，卒持寸口，何病能中。"

《素问·疏五过论篇》："凡欲诊病者，必问饮食居处。"

《素问·移精变气论篇》："闭户塞牖，系之病者，数问其情，以从其意。"

二、问诊的内容

1. 一般情况

患者年龄应记清，男女各有不同病。
职业籍贯要深知，民族其中有隐情。

【歌诀总括】

中医询问患者的一般情况包括姓名、性别、年龄、职业、婚姻、民族、籍贯、住址、就诊日期。本节提示对于患者的一般情况要仔细记录，因为其内容多与疾病发作的病因有关。

中医询问患者的一般情况包括姓名、性别、年龄、职业、婚姻、民族、籍贯、住址、就诊日期。

【歌诀详解】

询问一般情况，主要包括性别、年龄、民族、籍贯、婚否、职业、工作单位、现住址等，以上资料具有重要的临床价值。首先，可作为随访患者的资料，加强医患联系。其次，可以初步分析患者疾病的类型，作出大致判断。如性别不同，患病各异，男子可辨析遗精、阳萎等病，妇女则需识辨经、带、胎、产疾病；年龄不同，发病亦多有所异，如小儿患病要首先考虑麻、痘、惊、疳等病；职业迥异，可突发相应的职业病，如矽肺、铅中毒等；籍贯不同，其可患地区性疾病，如甲亢等。

询问一般情况对于疾病信息的收集有着重要的意义。首先，便于联系或随访，对患者的诊疗负责。其次，获得有关疾病的资料，为我们的诊断提供依据，可以获得有关病情的资料。比如青壮年患病多为实证，老年人多虚证。癌症、胸痹、中风或者冠心病、高血压等疾病，老年人中较多见，年龄也可以提供一定的辨别依据。

【名言名句】

《医门法律》："识病时，辨高卑燥湿，五方忌宜。"

《医学准绳六要·问病必详》："凡诊病，必先问所看何人，或男或女，或老或幼，或婢妾，或童仆。"

2. 主诉

病患痛苦来就医，发作时间一同记。
部位性质与频率，均可提示其病情。

【歌诀总括】

主诉，是患者自述自己的症状和体征、性质以及持续时间。主诉是住院病历中第一项内容，好的主诉需精炼准确，可以用患者自己描述的症状，不用诊断用语，要与现病史一致但应遵循客观、实事求是的原则。本节概述了主诉的书写方法，医者可以此初步判断疾病的性质。

主诉，是患者自述自己的症状和体征、性质以及持续时间。

【歌诀详解】

主诉，是患者就诊时最感痛苦的症状、体征及其持续时间。其强调三点：一是就诊时，二是最痛苦的症状、体征，三是它的持续时间。其反映了患者就诊的主要原因，也反映了疾病的主要矛盾。医者可以通过主诉大致判断疾病的类别，病势的轻重，故其具有重要的诊断意义。主诉是患者说出来最主要的问题，能够估计疾病的范围和它的类别、轻重缓急，为我们的检查、询问提供线索。

准确的主诉应能作出第一诊断。依据主诉描写的症状体征，应能看出第一诊断的疾病特点，所以医师要善于从患者的叙述中提取主诉，不论患者说出有多少症状，只取与诊断疾病关系密切的写入主诉，其余的放在现病史中去描述。对于不善言谈的患者，要经过系统问诊找出有价值的不适症状作主诉，不能仅仅依据患者的简单叙述完成主诉的书写。主诉实际上是对现病史的高度浓缩，所以写入主诉的内容在症状、体征、时间等方面要和现病史一致。

【名言名句】

《医门法律》：“问者不觉烦，病者不觉厌，庶可详求本末，而治无误也。”

3. 现病史

病情经过需细问，前后转变病始生。
若是久病耐心辨，疑是新病更要精。

【歌诀总括】

现病史是记述患者病后的全过程，即发生、发展、演变和诊治经过。

现病史是记述患者病后的全过程，即发生、发展、演变和诊治经过。本节概述了询问现病史包含了发病情况、病程经过、诊治经过、刻下症等内容。

【歌诀详解】

现病史，是指从起病到就诊时，病情演变与诊察治疗的全过程，以及就诊时的刻下症状。现病史问诊的一般顺序：

（1）起病情况与患病的时间：包括起病时间、发病急缓、原因或诱因，均与疾病的诊断有关。不少疾病在发生前多有一定的原因或诱发因素，如激动或劳累可诱发心绞痛，进不洁饮食可引起急性胃肠炎。有的患者也可能把某个偶合情况当作病因或诱因，均应注意分析辨别。如果先后出现数个症状或体征，则应按顺序记录。

（2）主要症状的特点：同一症状可为不同疾病所共有。如上腹痛可为胃、十二指肠溃疡的症状，也可为胃炎、胰腺炎的症状。而慢性支气管炎、肺结核、支气管扩张同样以咳嗽为主要症状。故主要症状的特点应全面记述，包括出现的时间、部位、性质、持续时间和程度、缓解或加剧的因素。因此，弄清主要症状的特点，对诊断与鉴别诊断十分重要。

（3）病因与诱因：尽可能了解疾病有无明显的病因和诱因，有助于明确诊断与拟定治疗措施。但有的疾病病因复杂，患者不可能提供明确病因与诱因，并可能提出一些似是而非的因素，医师不可不加分析而完全记入病史中。

（4）病情的发展与演变：在疾病过程中，主要症状的变化或新症状的出现，都可视为病情的发展与演变。如慢性肾小球肾炎患者出现严重贫血、恶心呕吐、皮肤瘙痒等新症状，可能是发生了慢性肾功能衰竭（尿毒症期）；心绞痛患者突然转为心前区持续性压榨性疼痛时，则应考虑发生心肌梗死的可能；慢性支气管炎患者，可进一步发展为肺气肿和肺心病，出现气紧、心累、双下肢水肿等。因此，问清楚疾病的发展与演变有助于诊断与鉴别诊断。

（5）伴随病状：是指在主要症状的基础上又同时出现的一些其他症状。伴随症状常常是鉴别诊断的依据。同时，按一般规律应出现的伴随症状实际上没有出现时，也应记录于现病史中，以备进一步观察，因为这种阴性表现往往具有重要的诊断意义，如急性病毒性肝炎的患者巩膜无黄疸、肾炎患者无水肿等。一份好的病史不应放过任何一个主要症状之外的细小伴随症状，因为这往往是明确诊断的重要线索。

（6）诊治经过：本次就诊前已经接受过的诊断检查及其结果，治疗所用药物的名称、剂量、给药途径、疗程及疗效，应记述清楚，以备制定诊断治疗方案时参考。

（7）病程中的一般情况：病后的精神、体力状态、饮食情况、睡眠与大小便等，对评价患者的一般全身情况，决定采取何种辅助治疗也十分有用。

现在症状则是指询问本次就诊时的全部症状，为问诊的主要内容。现在症状是“现病史”中一个非常重点的内容，因此要把当前阶段的症状仔细询问。

【名言名句】

《素问·三部九候论篇》：“必审问其所始病，与今之所方病，而后各切循其脉。”

《医学准绳六要·问病必详》：“次问得病之日，受病之原，及饮食胃气如何，便利如何，曾服何药，日间何如，夜寐何如……”

4. 既往史

平素患病析其因，辨别体质处方明。
手术之后应询问，疫苗加问小儿病。

【歌诀总括】

既往史是患者既往的健康状况和过去曾经患过的疾病等方面的问题。本节提示既往史是问诊中不可缺少的一部分，其可提示患者的体质情况，为疾病的判断提供依据。

既往史是患者既往的健康状况和过去曾经患过的疾病等方面的问题。

【歌诀详解】

既往患病情况包括外科手术史、预防注射史、过敏史及系统回顾等。患者既往所患某些疾病，可能与现患病证有着密切的关系，如哮病、痫病、中风等病，经治疗之后症状虽已消失，但尚未根除，某些诱因常可导致旧病复发。另外，对小儿还应记录疫苗接种史，判断其是否患有白喉、麻疹、水痘等传染病的可能性。

5. 个人生活史

生活环境为外因，嗜好亦可引病生。
女性尤必问婚育，经带胎产视为因。

【歌诀总括】

个人生活史包括出生地、居住地和居留时间，特别是疫源地和地方病流行区；生活条件、工种、工作环境，特别是有无职业性危害；烟酒嗜好，有无冶游史及下疳、淋病等。本节提示每位患者的生活状态不尽相同，应从其特殊的生活环境出发，分析所患疾病的性质。

个人生活史包括出生地、居住地和居留时间，特别是疫源地和地方病流行区；生活条件、工种、工作环境，特别是有无职业性危害；烟酒嗜好，有无冶游史及下疳、淋病等。

【歌诀详解】

个人生活史，包含了患者的生活经历（出生地、居住地和经历地）、精神情志、饮食起居、婚姻生育以及小儿出生后情况等等。

（1）生活经历：居住地及生活较长时间的地区，应判断有无地方病或传染病流行，以便辨别所患疾病是否与此相关。

（2）精神情志：询问患者精神状况，判别其病是否由七情所伤。

（3）饮食起居：起居无常，饮食失节，易患胃病；若嗜食肥甘，多病痰湿；嗜食辛辣，则易患热证；贪食生冷，则易患寒证。

（4）婚姻生育：婚育情况可直接影响女性经、带的变化，以及相应的妇女疾病。

【名言名句】

《素问·疏五过论篇》："凡欲诊病者，必问饮食居处。"

《素问·征四失论篇》："诊病不问其始，忧患饮食之失节，起居之过度，或伤于毒，不先言此，卒持寸口，何病能中，妄言作名，为粗所穷，此治之四失也。"

6. 家族史

血缘同族有病患，牵连家人疾病添。
细加询问遗传史，治疗如置明灯前。

【歌诀总括】

家族史指某一种病在患者家族成员中的发病情况，可以是阴性（即没有发现同样病的患者），也可以是阳性（指发现有同样病的患者）。本节概述了询问家族史的必要性，其描述了患者可能发生的疾病谱系，为临床诊断提供依据。

家族史指某一种病在患者家族成员中的发病情况，可以是阴性（即没有发现同样病的患者），也可以是阳性（指发现有同样病的患者）。

【歌诀详解】

家族病史，是指与患者有直系血缘关系或较近的旁系亲属关系的家属患病情况，为进一步的诊疗提供必要资料。

三、问现在症

1. 问寒热

恶寒应为外邪致，发热兼见他邪使。
阴盛阳虚里寒证，但寒可由邪直中。

壮热见于气分间，日晡阳明热势增。
午后夜间潮热生，营血灼伤阴虚添。
气血凌乱见微热，少阳寒热往来间。

【歌诀总括】

问寒热包括了大量的临床信息，如病邪侵袭的部位、程度、性质等。本节概述了患者自觉寒热与发病之间的关系，并指出诊断寒热的要领。

【歌诀详解】

问寒热要询问患者有没有怕冷和发热的感觉，强调的是患者的感觉，而不是以体温作为唯一的标准。

询问寒热类型、轻重、出现及持续时间、兼症。问寒热要询问患者有没有怕冷和发热的感觉，强调的是患者的感觉，而不是以体温作为唯一的标准。寒热的产生，主要取决于病邪性质与机体阴阳盛衰两个方面。所以，通过辨析患者的寒热感觉，可以辨别疾病的性质。

临床常见的寒热症状有如下四种情况：

(1) 但寒不热：患者只有冷感而无发热之象，为但寒不热，多见于外感初起，或寒邪直中经络，或内伤虚损证。恶寒者，虽加衣被仍觉冷意，多因外感病初起，肌表失温而致；畏寒者，自觉怕冷，加衣被尚可缓解，多因久病阳虚而生；寒战者，恶寒战栗，多因寒邪直中脏腑而致。

(2) 但热不寒：患者但觉发热而无冷意，多见于里热之证。

壮热：自觉高热，持续不解，多见于里实热证。

潮热：规律发热，似定时潮汐。

日晡潮热，热势每于日晡时加剧，主因邪热蕴结阳明而致；阴虚潮热，午后或夜间发热，其势低微，主因阴亏阳亢所致；湿温潮热，自觉热甚，初按肌肤多不甚热，扪之稍久才觉灼手，多见于湿热病症。

(3) 恶寒发热：患者恶寒与发热感觉并存，是外感表证的主要症状之一。

寒重热轻者，多见于风寒表证；热重寒轻者，多见于风热表证。一般情况下，感邪轻浅，则寒热俱轻；感邪深重，则寒热俱重；邪正俱盛，则寒热俱甚；邪盛正衰，则寒重热轻。

（4）寒热往来：患者恶寒与发热交替发作，界线分明，一日一发或一日数发。

寒热往来无定时，多见于少阳经病；寒热往来有定时，多见于疟疾，气郁化火，或妇女热入血室。

【名言名句】

《素问·风论篇》："腠理开则洒然寒，闭则热而闷。"

《针灸甲乙经》："问之要，察阴阳之虚实，辨脏腑之寒热。疾病所生，不离阴阳脏腑、寒热虚实，辨之分明，治无误矣。"

《伤寒论》："伤寒十三日不解，胸胁满而呕，日晡所发潮热，已而微利。此本柴胡证，下之以不得利；今反利者，知医以丸药下之，此非其治也。潮热者，实也。先宜服小柴胡汤以解外，后以柴胡加芒硝汤主之。"

《类证活人书》："往来寒热者，阴阳相胜也。阳不足则先寒后热，阴不足则先热后寒。"

《医碥·问证》："外感则寒热齐作而无间，内伤则寒热间作而不齐。"

2. 问汗

太阳中风①与伤寒②，表证汗液有无权。
自汗需告阳气伤，阴虚可添夜间汗。
大汗淋漓需察紧，阴阳气脱是难关。
战汗③意为正来复，黄汗④本为湿热源。
局部汗出问病邪，痰湿风热均可占。

【难点注释】

①太阳中风：寒邪伤人，寒借风势，风假寒威，二者固不可能有绝对界线，但本条既名中风，自是风寒之中以风邪为主。太阳中风指太阳经感受风邪，是太阳表证的一个证型，以卫外不固、营不内守、营卫不和为基本病机。主要症状有头项强痛、恶风、发热、汗出、脉浮缓等，属表虚证。太阳中风也指真中风的一型。即中风病有寒热的证候中表现无汗恶寒，或有汗恶风的称为太阳中风。

②伤寒：此指太阳伤寒，属太阳经病之一。太阳经感受寒邪，症见发热、恶寒、无汗、脉紧等。《伤寒论》载："太阳病，或已

发热，或未发热，必恶寒，体痛，呕逆，脉阴阳俱紧者，名为伤寒”，“太阳病，头痛，发热，身疼，腰痛，骨节疼痛，恶风，无汗而喘者，麻黄汤主之”。治以辛温发汗之法。

③战汗：寒战后全身大汗出的表现。

④黄汗：因汗出入水，水热互郁于肌表，所致身肿、发热、汗出色黄如柏汁的病证。《金匮要略·水气病脉证并治》：“黄汗之为病，身体肿，发热，汗出而渴，状如风水，汗沾衣，色正黄如蘗汁，脉自沉”。兼见两胫冷，身疼重，腰髋弛痛或小便不利等。由汗出入水壅遏营卫，或脾胃湿热郁伏熏蒸肌肤引起。治宜实卫和营，行阳益阴，方用芪芍桂酒汤、桂枝加黄芪汤等。

【歌诀总括】

汗是津液的组成部分，正常的出汗有调和营卫、滋润皮肤等作用。一般外感内伤均可引起出汗失常，询问患者出汗异常情况，可鉴别疾病的表里、寒热、虚实。本节概述了问汗的要点与顺序，为临床中问汗提供了可行的思路。

【歌诀详解】

问汗时，当先识有无汗液，以判津液荣枯；后别表证、里证之不同，以辨阴阳之消长；再析汗出之部位，以定脏腑之虚实、病邪之性质。

问汗应该按由表及里、由整体到局部的顺序进行问诊。

汗本身是阳气蒸化津液、经过玄府达于体表的一种物质。出汗问诊主要内容有是否汗出、出汗时间、出汗多少、出汗部位等，均应参考各证候相应兼症加以鉴别。问汗时，当先识有无汗液，以判津液荣枯；后别表证、里证之不同，以辨阴阳之消长；再析汗出之部位，以定脏腑之虚实、病邪之性质。所以，问汗应该按由表及里、由整体到局部的顺序进行问诊。

（1）无汗：表证无汗主因风寒收引、玄府闭塞所致，多见于风寒表证；里证无汗主因津血乏源或阳虚化汗无权所致，多见于脾虚肾亏的患者。

（2）有汗：表证汗出主因风热袭表、肌腠疏松、玄府大开而致，多见于风热表证；里证汗出当分虚实二证，实证主因风热之邪从寒化热或里热炽盛内迫津液外泄所致，虚证主因阳气亏虚、肌表不固或阴虚内热、蒸津外泄所致。

其中里证可具体分为以下几种形式：

表 4-1　里证各种汗出的症状及临床意义

汗出形式	症状	临床意义
自汗	日间汗出，活动尤甚	阳气虚损
盗汗	夜间汗出，醒后自止	阴虚内热，气阴两虚
大汗	身热，汗出口渴，脉洪	实热证
	冷汗淋漓，清晰如珠，兼见面白肢冷，脉微欲绝	亡阳
	热汗不止，质黏如油，兼见身热气粗，脉细数	亡阴
黄汗	色如柏汁，黏衣不爽	湿热证，历节病
战汗	恶寒战栗，随后汗出	
	汗出热退，身凉脉静	邪去正复
	热势不减，烦躁脉疾	邪盛正衰

但头汗出多因三焦病变而致，如上焦热盛，逼津外溢；或中焦湿热，迫津上越；或下焦元气不固，虚阳上越，津随阳泄。

半身汗出主因风、痰、瘀、湿阻滞经络，气血失和所致，多见于中风、痿病患者。

手足心汗实与脾胃相关，多可因阳明燥热，蒸津外泄；或脾虚失运，津液外溢；亦可由阳气内郁而生。

心胸汗主因心脾两虚，水火失济所致。

【名言名句】

《素问·生气通天论篇》："汗出偏沮，使人偏枯。"

《素问·阴阳别论篇》："腠理发泄，汗出溱溱是谓津。"

《金匮要略·水气病脉证并治》："黄汗之为病，身体肿，发热，汗出而渴，状如风水，汗沾衣，色正黄，如柏汁，脉自沉。"

《四言举要》："汗后脉静，身凉则安。汗后脉躁，热甚必难。"

《景岳全书》："此其根本则由阴中之营气，而其启闭则由阳中之卫气。"

《医宗必读》："肾阴衰不能内营而退藏，则内伤而盗汗。"

《温病条辨》："汗也者，合阳气阴精蒸化而出者也。"

3. 问疼痛

疼痛实为气血生，病位要顾经脉行。
寒热为因气不通，虚证亦发疼痛病。

【歌诀总括】

问疼痛，当先辨其部位，后定其性质，以确定脏腑盛衰，病邪进退。俗语称“不通则痛”、“不荣则痛”，则阐明了疼痛虚实的病机特点。本节概述了辨别疼痛的方法，即先定位，后定性，以辨其脏腑虚实，病邪进退。

问疼痛，当先辨其部位，后定其性质，以确定脏腑盛衰，病邪进退。

“不通则痛”、“不荣则痛”，阐明了疼痛虚实的病机特点。

【歌诀详解】

头痛的部位要分经辨证：阳明经循行于头面部，太阳经行于头后，少阳经行于头两侧，足厥阴肝经上额交巅。所以不同部位的头痛代表了不同部位受邪的情况。

疼痛性质，大体可以分为两类，一是因实致痛，各种实邪停留于体内都可以导致疼痛，如感受风寒暑湿燥火之邪，或因气滞、血瘀、痰饮、食积、虫积、结石所致等等。二是因虚致痛，由于气血亏虚，造成“不荣则痛”。以下介绍常见疼痛的特征。

胀痛，常发于胸、胁、脘、腹这些部位，多因气滞而生。

刺痛，如针扎状，像鸡在这里啄米一样，实为血管跳动，多因瘀血阻滞。

冷痛，所谓冷痛，实际上是有痛的感觉，并且兼有寒冷的感觉，即又冷又痛，患者喜温，最常见于腰脊、脘腹、四肢、关节等，多因阳气亏虚或寒湿凝滞所致。

灼痛，除了疼痛感觉以外，还有一个灼热的感觉，多因热毒瘀滞所致。

重痛，重痛是除了疼痛以外，身体有一种酸重的感觉，手、脚都好像抬不起来，不想活动，多因湿阻气机，湿邪阻困。

酸痛，酸痛就是有酸的感觉，又酸又痛，酸痛和重痛有相似之处，多因湿邪阻滞经络、肌肉、关节，经气不利所致。

隐痛，即隐隐地痛，痛的程度比较轻，不明显，多见于虚证，为阳气亏虚，精血不足，经络脏腑失养的一种表现。

走窜痛，疼痛的部位不固定，见于风痹，风有善行数变的特点，是一种风邪偏盛的表现。

固定痛，疼痛部位固定不移，多因瘀血或寒湿固定不移，寒凝气滞，湿邪腻滞等所致。

掣痛，牵扯、牵引作痛，多见于坐骨神经痛。

现将各种疼痛的鉴别点分述如下。

表 4－2　全身各部位疼痛的鉴别要点

部位	性质	临床意义
头	胀痛	肝阳上亢
	刺痛	瘀血阻络
	隐痛	阴血亏虚，清窍失养
	空痛	精髓亏耗，清窍失养
胸	胀痛，咳吐脓血腥痰	肺痈
虚里	刺痛	胸痹，真心痛
胁	胀痛，窜痛，太息频作	肝郁气滞
	胀痛，咳唾痛剧	悬饮
	灼痛，兼面红易怒	肝胆火盛
	刺痛，且固定拒按	肝血瘀阻
脘	冷痛	寒邪入腑，阳虚失煦
	灼痛	里热炽盛，停滞胃脘
	胀痛	食积停滞，气机不畅
	隐痛，空痛	阳虚失温，精髓亏耗
	刺痛	瘀血阻络
少腹	胀痛	肠道气滞
	冷痛	寒凝肝脉
小腹	胀痛，刺痛	胞宫血瘀气滞
大腹	隐痛	脾胃虚弱
背	冷痛	寒客太阳
	冷痛，窜痛	风寒湿邪，阻滞经络

续表

部位	性质	临床意义
腰	冷痛	寒湿侵袭
	刺痛	瘀血阻络
四肢	窜痛	行痹
	冷痛	痛痹
	重痛	着痹
	灼痛	尪痹
	酸痛	肾虚
	刺痛	瘀血
周身	新病	风寒湿邪，阻滞经脉
	久病	气血亏虚，筋脉失养

【名言名句】

《金匮要略》："心痛彻背，背痛彻心。"

《诊家正眼》："头身臂膊作痛，必须问曾生恶疮否，曾服何药否。"

4. 问头身胸腹

清窍①易为湿浊蒙，心阳不振胸闷痛。
气血亏虚痰水滞，心悸渐为怔忡②生。
胁胀还在肝胆位，脘痞中焦气机停。
脾胃失司现腹胀，头身胸腹要辨清。

【难点注释】

①清窍：中医认为人有九窍，即头部七窍（眼、鼻、耳、口）加前后二阴共九个孔窍。头部七窍又被称为"上窍"或"清窍"，而前后二阴则称为"下窍"或"浊窍"。

②怔忡：以阵发性或持续发作为特点，患者自觉心中剧烈跳动的一种急性病证。甚于惊悸，发则心动悸跃不能自主。关于本证的针灸治疗，最早亦见于马王堆汉墓出土的帛书《阴阳十一脉灸经》。《灵枢》中提到足三里等穴可治"心澹澹然"；《针灸甲乙

经》中列缺等19个穴位的主治涉及到本证；宋《针灸资生经》倡用百会灸疗，明《针灸大成》强调内关、公孙等八脉交会穴用于本证的治疗。现代医学中各种类型的重症心律失常与本证类似。

【歌诀总括】

胸部是心、肺所居的部位，腰部是肾脏所居的部位，腹部是肠、膀胱、女子胞宫所居的部位。问胸腹的异常感觉可了解心、肺、肾等脏腑的病变。本节概述了问头身胸腹的临床意义以及各部位的检查要点。

【歌诀详解】

问头身胸腹是在辨别疼痛的基础上，进一步分析其部位所表现的特殊疾病，以体察五脏气血的盈亏。

头晕：是头脑眩晕的感觉，感觉自己旋转，或感到外物旋转，或自身及眼前的物体在发生旋转，不能够站立，多因清阳被扰或清窍失养所致。头晕胀痛、口苦、易怒、脉弦数者，多因肝阳上亢，清窍被扰所致；头晕而重、痰多苔腻者，多因痰湿阻窍所致；头晕面白、神疲乏力、舌淡脉弱者，多因气血亏虚所致；头晕耳鸣、腰酸遗精者，多因肾虚精亏、髓海失充所致。

胸闷：其与心、肺疾病相关。多因痰饮、热邪、痰热、瘀血阻塞在心肺。伴壮热鼻煽，主因痰热壅肺；伴心悸气短者，主因心阳虚损；伴气喘肢冷，主因寒邪客肺；伴气喘少气，主因肺肾气虚。

心悸：心悸是指自觉心跳不安。其包括惊悸与怔忡。惊悸，主因受惊而致，表现为自觉心慌，跳动不安。怔忡，主因情志过度，劳累异常而致，表现为心跳剧烈，上至心胸，下至脐腹，悸动不安。其中，心悸者，病情轻浅；怔忡者，病势深重。

胁胀：多与肝胆病变有关。易怒、脉弦者，多因肝气郁结而致；口苦、苔黄腻者，多因肝胆湿热所致；肋间胀满、咳唾引痛，多见于悬饮病。

脘痞：胃脘感到胀闷，是脾胃病变的表现。嗳腐吞酸者，多为食饮停胃；水声频作者，为饮邪停胃；纳呆呕恶、苔腻者，多为湿邪困脾；食少便溏者，多属脾胃气虚；饥不欲食者，多为胃阴亏虚。

腹胀：多因气机不畅为主。实则气机郁滞，多见于阳明腑实、食积肠胃、肝气郁滞等证；虚则气运不调，多见于脾虚湿困之证。

麻木：是肌肤的感觉功能减退。多见于头面四肢部，其主要病机为气血失养于经脉所致。多因气血不足或风痰湿邪阻络、气滞血瘀所引起。

身体沉重：是头重、身重，甚者出现重痛，多见于水湿泛滥，或者气虚不运，或热病后期气阴两虚。

问腰腹应着重了解疼痛的性质、缓解的方式、伴随的症状。如腰痛绵绵，卧则缓解，伴有腿膝酸软不能久立步行的，是肾虚腰痛；腰部冷痛或兼有沉重感，遇阴雨天加剧，热敷、按摩可缓解，是寒湿腰痛；腰痛如刺，痛处不移，不能转侧，伴大便色黑或秘结，是瘀血腰痛。脐腹隐隐作痛，按压或热敷可缓解，伴有大便溏薄，为脾胃虚寒；小腹胀痛，按压时加剧，伴有小便频数而尿时涩痛，为膀胱有热；小腹刺痛而小便如常，是瘀血作痛；妇女小腹刺痛，月经色黑有块，也是瘀血作痛；少腹一侧或双侧胀痛，矢气则可缓解，或胁肋作痛，是肝郁气滞；左侧少腹痛，伴有大便秘结，多是热结大肠；右侧少腹痛，按压则痛不可忍，伴有呕吐便结，多是肠痈；脐周绞痛，时作时止，多是虫积。

【名言名句】

《素问·至真要大论篇》："诸风掉眩，皆属于肝。"

《灵枢·口问》："上气不足，脑为之不满，耳为之苦鸣，头为之苦倾，目为之眩。"

《针灸甲乙经》："心痛善悲、厥逆，悬心如饥之状，心憺憺而惊，大陵及间使主之。"

《景岳全书·眩晕》："头眩虽属上虚，然不能无涉于下。盖上虚者，阳中之阳虚也；下虚者，阴中之阳虚也。阳中之阳虚者，宜治其气，如四君子汤……归脾汤、补中益气汤……。阴中之阳虚者，宜补其精，如……左归饮、右归饮、四物汤之类是也。然伐下者必枯其上，滋苗者必灌其根。所以凡治上虚者，犹当以兼补气血为最，如大补元煎、十全大补汤诸补阴补阳等剂，俱当酌宜用之。”

《古今医统·眩晕宜审三虚》：“肥人眩运，气虚有痰；瘦人眩运，血虚有火；伤寒吐下后，必是阳虚。”

《医学入门》：“从头至足须详问，证候参差仔细听。”

5. 问耳目

耳病常因肾亏虚，实证当与肝胆明。
目痛肝火风热起，肾精不足失充睛。

【歌诀总括】

耳目之病当从脏腑经络循行进行分析，耳疾多与肝、胆、肾脏相关，目病则与五脏相关，尤重于肝。故以此为据，在判断耳目疾病的发病情况时，则有因可辨，有证可查。本节概述了耳目与脏腑的关系，并辨析了耳目之病的病因、病机。

耳疾多与肝、胆、肾脏相关，目病则与五脏相关，尤重于肝。

【歌诀详解】

(1) 耳疾：问耳多涉及耳中的杂音以及听觉是否正常。

耳鸣者，自觉耳内鸣响。声如蝉鸣，则因肾精亏损；响若潮水，则因肝经火盛。

耳聋者，多由耳鸣渐进而成。邪蒙蔽窍，多见于新病突发耳聋；清窍失养，多见于虚证耳聋。

重听者，是耳聋之甚，多因肾精亏虚而致。

(2) 目疾：目疾症状繁多，除前面提到的五轮辨证外，尚需进一步辨析。

目痛较剧，面红目赤，主因肝火上炎；目痛较微，发作断续，主因阴虚火旺。

目眩者，视物旋转动荡，如坐舟车，或者是眼前有蚊蝇的飞舞，或者眼冒金星。实证，由肝阳上亢，痰湿蒙窍所致；虚证，由气血亏虚，目失充养而成。

目昏、雀盲、歧视，三者多因肝肾亏虚，目失充养而致。目昏者，视物昏暗不清；雀盲者，视力昼安夜减，视物不清；歧视者，视一物为二，模糊不清。

【名言名句】

《灵枢·海论》：“髓海不足，则脑转耳鸣，胫痠眩冒。”

《景岳全书》：“肾气充足，则耳目聪明，若多劳伤血气，精脱肾惫，必致聋聩。故人于中年之后，每多耳鸣，如风雨，如蝉鸣，如潮声者，是皆阴衰肾亏而然。”

《古今医统大全·耳证门》：“心虚血耗，必致耳聋耳鸣。”

《医贯》：“盖心窍本在舌，以舌无孔窍，固寄窍于耳。此肾为耳窍之主，心为耳窍之客尔。”

《形色外诊简摩》：“问而不答，必是耳聋，须询其左右，平素何如，否则病久，或汗下所致。”

6. 问睡眠

失眠病因万般情，总纲即在阴阳中。
嗜睡与其相叛离，阳虚阴盛是病机。

【歌诀总括】

睡眠情况与人体卫气的循行和阴阳的盛衰有密切关系。在机体阴阳失调时，阳不入阴则失眠，阳不出表则嗜睡。

睡眠情况与人体卫气的循行和阴阳的盛衰有密切关系。在机体阴阳失调时，阳不入阴则失眠，阳不出表则嗜睡。问睡眠情况，应着重了解有无失眠、嗜睡、多梦现象及有无伴随症状。本节概述了睡眠疾病的基本病机，即“阴阳失和”，治疗时应加以区分，辨而治之。

【歌诀详解】

失眠症是指睡眠发生或维持出现障碍，睡眠质量不能满足人体生理需要，进而影响生活及健康。轻者，入睡困难，或睡眠表浅，或多梦易醒，或醒后不能再寐，甚者可彻夜难眠。祖国医学认为失眠的发生多因脏腑相克、情志失调、饮食不节、久病体虚所致。五脏藏神理论是贯穿诸因的核心，营卫学说、阴阳学说、他邪致病、情志所生则是基础，但诸因均以气血为物质基础。而“营卫学说”与“阴阳相交”实则互为因果，“卫气日行于阳经，阳经气盛而主动，神动出于舍则寤；夜行于阴经，阴经气盛而主静，神静入于舍则寐”。又如，卫气所生有赖于胃，所以“胃不和则卧不安”与“卫气失衡”关系密切。另外，火、痰、瘀邪与情志失和，均可引动阴阳失调，提示了情志、外邪与“阴阳学说”的联系。

（1）失眠：失眠的病机应分阴阳。阳盛者，心肝火盛、痰热扰神、瘀血阻窍、食积胃脘；阴虚者，阴虚火旺、心肝血虚。

（2）嗜睡：患者神疲倦怠，时而入睡，多因阳虚阴盛所致。阳虚者，多因脾失健运，清阳不升，或心肾阳虚，失养心神；阴盛者，痰湿困脾，清阳不升，或痰湿蒙窍，心神被困。

嗜睡当与昏睡相区别：前者呼之即醒，后者难以呼醒，醒后神志模糊。

人体是一个有机的整体，气血循环，生生不息。其发病机制也不应从单一环节去分析判断。失眠的病因复杂，与营卫失调、阴阳失交、五脏藏神、他邪扰心、情志致病等有关，而嗜睡多以阳虚阴盛为要，治疗时要区分对待。

【名言名句】

《素问·逆调论篇》："胃不和则卧不安。"

《灵枢·营卫生会》："壮者之气血盛，其肌肉滑，气道通，营卫之行，不失其常，故昼精而夜瞑。"

《灵枢·大惑论》："卫气不得入于阴，常留于阳，留于阳则阳气满，阳气满则阳跷盛，不得入于阴则阴气虚，故目不瞑矣。"

《灵枢·口问》："阳气尽，阴气盛，则目瞑；阴气尽而阳气盛，则寤矣。"

《外台秘要》："虽复病后仍不得眠者，阴气未复于本故也。"

《医述·杂证汇参》："不寐一证，责在营卫之偏胜，阴阳之离合。医家于卫气不得入阴之旨而细心体会之，则治内虚不寐，何难之有。"

《伤寒六书》："不得眠者，阳盛阴虚，则昼夜不得眠。盖夜以阴为主，阴气盛则目闭而卧安，若阴为阳所胜，故终夜烦扰不得眠也。"

《类证治裁》："不寐者，病在阳不交阴也。"

《古今医统大全·不寐候》："凡人劳心思太过，必致血液耗亡，而痰火随炽，所以神不守舍，烦憋而不寐也。"

《杂病源流犀烛》："肝虚而邪气袭者，必至魂不守舍，故人卧则不寐。"

《医林改错》："夜寐多梦是血瘀。"

《血证论》："肝病不寐者，肝藏魂……若浮阳于外，魂不入肝，则不寐。"

《医碥》："食入困倦欲睡者，脾弱不能健运，不运则静矣，静则欲睡。"

7. 问饮食

口渴方是津液乏，亦当阴虚湿热凭。
痰饮瘀血不多饮，消渴[1]之病饮不停。
纳呆实为气机滞，中焦湿热厌食生。
胃火炽盛善消谷，虚火让其食饮停。
口味当与脏腑辨，《内经》之中理最清。

【难点注释】

①消渴：以多饮、多食、多尿、身体消瘦或伴尿有甜味为特征的疾病。又称消瘅、肺消、消中。消渴病变脏腑在肺、胃、肾。燥热伤肺，则治节失职，肺不布津；燥热伤胃，则胃火炽盛，消谷善饥；燥热伤肾，则肾失固摄，精微下注。凡饮食不节，过食肥甘，或情志失调，气郁化火，或劳欲过度，耗伤肾阴，均可诱发该病。

【歌诀总括】

以饮水多少测津液之盈亏，以进食的增减辨精气之盛衰。

本节分述了饮水和进食的变化与疾病的关系，提示以饮水多少测津液之盈亏，以进食的增减辨精气之盛衰。

【歌诀详解】

问饮食包括询问患者有没有口渴和饮水，食欲与食量以及口中有没有异常的气味、异常的味觉改变等。

问饮食包括询问患者有没有口渴和饮水，食欲与食量以及口中有没有异常的气味、异常的味觉改变等。口渴和饮水主要提示津液的盈亏，食欲与食量主要是提示脾胃的运化功能，同时饮食和口味又能够反映全身的寒热虚实状况。饮水的多少与三焦水道的运畅、水谷精微的生化关系密切，其病多涉及肺、脾、肾三脏。而进食的增减与水谷运化相关，重在脾胃之化物有权，故其病多责脾、胃二脏。所以，明确以上病位，再寻找病因则得心应手。

（1）饮水变化：应根据口渴的特点、程度，饮水的多少及喜热饮或喜冷饮进行查询。

口不渴，则津液未伤，多见于病证初起。

口渴多饮，则津液大伤，多见于实热证、消渴病等；

渴不多饮，提示阳气的气化作用不利。阳气能够蒸腾津液上潮，若阳气不能够蒸发水分，津液不能上潮于口，也可以出现口渴。这种口渴并不是津液的缺乏，而是由于阳气的亏虚，不能输布津液上潮，则津液损耗较轻或输布无权，多见于湿热、痰饮、瘀血、阴虚等证。

口干但欲漱水不欲咽，提示是瘀血的一种征象。

（2）饮食变化：问诊时应着重食欲、口味、食量，然后结合兼症加以分析。

首先，食欲减退当分新久。新病者，邪气影响脾胃运化，为正气抗邪的反应；久病者，主因脾胃虚弱，腐熟运化无力。

其次，参合他症整体辨证。纳呆少食、头身困重、苔腻脉濡者，多因湿困脾土所致；纳呆少食、嗳腐食臭，多因食积胃脘所致；厌食油腻、呕恶便溏、肢体困重，为湿热蕴脾所致；饥不欲食、脘痞呃逆者，多见于胃阴不足、虚火内扰；多食易饥，多见于胃火旺盛。孕妇厌食，多为妊娠反应，若厌食兼严重恶心呕吐者，则为妊娠恶阻。偏嗜异物，多见于小儿虫积。

（3）口味变化：口味是指口里面异常的味觉或者是气味。口味变化与外邪、饮食、情志等因素有关。

表 4－3　各种口味变化的临床意义

口味	临床意义
口淡	脾胃虚弱，寒湿中阻，寒邪犯胃
口甜	湿热蕴脾，脾气虚弱
口黏腻	痰热内盛，湿热中阻，寒湿困脾
口酸	食积肠胃，肝胃郁热
口苦	心火上炎，肝胆火热
口涩	燥热伤津
口咸	肾气虚衰，寒水上泛

【名言名句】

《灵枢·海论》：“胃者水谷之海。”

《灵枢·师传》："胃中热则消谷，令人悬心善饥。"

《金匮要略·消渴小便不利淋病脉证并治》："渴欲饮水，水入则吐者，名曰水逆。"

《景岳全书》："渴与不渴，可察里证之寒热，而虚实之辨亦从以见。""凡热之甚，则大渴，喜冷水不绝。"

《杂病广要》："能食而腹不满，此胃气有余。"

《医学入门》："能食不能化者，为脾虚胃热。"

《订补名医指掌》："脾不和则食不化，胃不和则不思食。"

8. 问二便

便秘肠燥津液凝，泄泻[1]关乎水液行。
脾胃虚寒谷不化，便血肠间与阳明。
里急后重究痢病，滑泄失禁肾无权。
小溲为患太阳经，肾气失司湿热停。

【难点注释】

①泄泻：亦称"腹泻"，是指排便次数增多，粪便稀薄，或泻出如水样。古人将大便溏薄者称为"泄"，大便如水注者称为"泻"。本病一年四季均可发生，但以夏秋两季多见。本证可见于多种疾病，临床可分为急性泄泻和慢性泄泻两类。

【歌诀总括】

大便、小便除了反映消化、泌尿、气化、阳气、津液这些情况以外，还是邪出的道路。

问二便有重要意义，通过大便和小便可以辨别疾病的寒热虚实。大便、小便除了反映消化、泌尿、气化、阳气、津液这些情况以外，还是邪出的道路。本节概述了二便变化的病理意义，以及问诊中的主要内容，如色味、性状、量次等。

【歌诀详解】

问二便当从其色、形、味、量、频次进行辨别，因其为人体每日新陈代谢的现象，故稍有改变，患者便会自知，医者应仔细询问。小便异常关乎三焦诸脏气变化，大便异常则与肠腑脾胃相关。所以，问诊要有的放矢，切中肯綮。

（1）问大便：

便次异常：是指排便次数增多或减少，超过了正常范围。便秘者多因大肠传导失常所致，见于胃肠积热、气机郁滞等证。溏泻者，多因水停肠道所致，见于肝郁乘脾、湿热蕴肠、脾肾阳虚等证。急性泄泻，因饮食不节或进食生冷不洁之物而损伤脾胃，由脾胃运化失常所致；或因暑湿热邪客于肠胃，脾受湿困，邪滞交阻，气机不利，肠胃运化及传导功能失常，以致清浊不分，水谷夹杂而下，发生泄泻。慢性泄泻，由脾胃素虚、久病气虚或外邪迁延日久，脾胃受纳、运化失职，水湿内停，清浊不分而下；或情志不调，肝失疏泄，横逆乘脾，运化失常，而成泄泻；或肾阳亏虚，命门火衰，不能温煦脾土，腐熟水谷，而致下泄。突然发病的腹泻，多半是实证；长期的腹泻，多半是虚证。

排便感觉异常：是指排便时感觉不适。排便不爽多因气滞肠腑所致，见于湿热蕴肠、肝郁犯脾等证；肛门灼热，多因湿热蕴肠而致，见于湿热泄泻、暑湿泄泻等证；里急后重，多因湿热内阻，肠道气滞所致，见于痢疾病证；溏结不调多因肝郁脾虚、肝脾不和所致。

便血：大便里面有血液。便血有多种表现形式，一种是血随着大便排出来，或者大便的表面有血液，或是大便黑色如柏油状。中医经常分为远血和近血两种。远血是指血的颜色暗红或者暗黑，或者大便呈柏油样，多因脾不统血，或胃肠有热、湿热、气滞血瘀。近血是指出血的部位离肛门比较近，颜色鲜红，或者是血附在大便的表面，常见于痔疮。

（2）小便：频数变化：新病溲频，短赤疼痛者，多因热结膀胱而致，见于淋病；久病溲频，色清量多，夜间尤甚者，多因肾阳虚衰、膀胱失约所致，见于久病肾虚患者。小便点滴而出为癃，点滴不出为闭，实性癃闭多因湿热、结石、瘀血阻塞尿路而致，虚性癃闭多因肾气失司、气化不利所致。

尿量变化：溲清量多属虚寒证；溲少热痛属热盛伤津证。

感觉变化：尿道涩痛，排尿时有涩痛感觉，多因湿热、结石、瘀血阻塞尿路所致，见于各种淋病、痨病等；余溺不尽，多因湿热留滞尿道，或肾阳亏虚所致，见于痨、淋等病。小便失禁，不能控制，多因脾气虚损、肾气不固所致。尿崩，多见于神经系统疾病，多因肾气不固所致。

【名言名句】

《望诊遵经》："脾病者，身重，善肌肉痿，行善瘈，脚下痛，虚则腹满，肠鸣飧泄，食不化。"

《形色外诊简摩》："脉细，皮寒，气少，泄利前后，饮食不入，此谓五虚。"

9. 问经带

月经[①]先后期不定[②]，肝脾为病气血凝。
经量异常[③]冲任损，多究脾肾试为凭。
经色质量为变化，气血异常是其因。
带下颜色味与质，湿邪并兼他邪生。

【难点注释】

①月经：月经是发育成熟的女子有规律的周期性的宫腔出血。一般来说量是50～100ml，颜色正红，质地不稀不稠，没有夹块。

②先后期不定：月经经期先后不定包括月经先期和月经后期。月经先期是以月经周期比正常提前为主要表现的月经病，月经周期通常提前7天以上，甚至十余天一行，亦称"经期超前"、"经行先期"或"经早"。月经后期是月经周期延后7日以上，甚至3～5个月以上一行。如在初潮后一二年或更年期经期时有延后、并无其他证候者是生理现象，不属本病。

③经量异常：月经经量异常通常可见崩漏和闭经。崩漏是指的非正常行经期阴道出血。崩漏又分为两种：一种是出血量比较多，突然大量地出来，如山崩之状，称为崩；势缓而量少，淋漓不断，称为漏。闭经是妇科疾病中常见的症状，可以由各种不同的原因引起。通常将闭经分为原发性和继发性两种：凡年过18岁仍未行经者称为原发性闭经；在月经初潮以后，正常绝经以前的任何时间内（妊娠或哺乳期除外），月经闭止超过6个月者称为继发性闭经。

问妇女尤其着重于问月经，其中包括初潮年龄，月经周期，行经期，月经的色、质、量，末次月经的时间，行经时有无伴随症状，绝经年龄等。

【歌诀总括】

根据妇女的生理、病理特点，凡引起月经、带下、妊娠、产后的异常变化，一般均可诊为妇科疾病。问妇女尤其着重于问月经，其中包括初潮年龄，月经周期，行经期，月经的色、质、量，末次月经的时间，行经时有无伴随症状，绝经年龄等。本节从女性特有的经带问诊出发，以综合辨析女性的疾病特征。

【歌诀详解】

问经带是针对女性疾病进行的特殊问诊，其内容包括了经期，经量、色、质的变化，同时还要分析带下的性状，以综合辨证，力求全面把握女性疾病的性质。

（1）问月经情况主要是询问经期、经量变化以及有无经行腹痛症状。

经期变化：月经先期，多因气血不足、冲任不固、气不摄血；或热扰冲任、阴虚火旺等。月经后期，多因痰湿瘀滞、冲任不畅，或营血不足、血海失蓄所致。月经先后不定期，多因肝郁气滞、气机横逆，或脾肾虚损、冲任失调所致。

经量变化：月经过多，多因热邪迫血妄行，或气虚冲任不固所致，甚者，见崩漏。月经过少，多因寒凝血瘀、血行不畅，或营血不足、血海难盈所致，甚者，见闭经。

色、质变化：色淡质稀，属血少失养；色深质稠，属血热内炽；色紫暗，兼夹血块，属寒凝血瘀。

有无痛经：痛经，就是行经腹痛，表现在月经快要来的时候，或者是刚来的时候，也有的是每次月经以后出现，呈周期性的小腹部疼痛，疼痛连及腰部。经前或经期小腹胀痛或刺痛，属气滞血瘀；小腹灼痛拒按，属湿热蕴结；小腹冷痛，遇暖则减者，属阳虚寒凝。经后小腹隐痛，属气血两虚，或肾精不足。

（2）带下的情况比较复杂，带下色白清稀，无臭，属虚寒证；色黄质稠，味臭秽，属实热证。色白量多，清稀如涕，淋漓不绝，属寒湿证；色黄粘稠，味臭秽，属湿热证。赤白带，即白带里面夹有血液，多因湿热、湿毒或肝经郁热所致。

【名言名句】

《圣济总录》："月水不调者，经血或多或少，或清或浊，或先期而来，或后期而至是也。"

《万氏女科·不及期而经先行》："如性急躁，多怒多妒者，责其气血俱热，且有郁也。"

《傅青主女科》："先期而来少者，火热而水不足也。"

《形色外诊简摩》："诊妇人，必先问月信何如，寡妇气血凝涩，两尺多滑，不可误以为胎，室女亦有之。"

10. 问小儿

哑科须问父母因，麻疹水痘全占验。

娇脏可为他邪伤，治疗当应顾其全。

【歌诀总括】

望、闻、问、切四诊是中医搜集临床资料辨证施治的重要方法。小儿口不能言，脉不足凭，古称"哑科"。但小儿病于内，必形于外，加之小儿脏腑娇嫩，反应灵敏，故每能视其外应，知其内脏，而知所病。夏禹铸认为，小儿惟以望为主，问继之，闻则次，切则无矣。本节概述了小儿问诊的要领，主要在于询问患儿的个人史。

【歌诀详解】

针对小儿问诊要全面细致，临床中患儿资料大部分是从其父母口中收集得来，其内容主要包括患儿的个人史，如出生前后情况、喂养情况、生长发育情况、预防接种情况及传染病史。

第一，问诊在诊疗程序中居于首位。患儿一进诊室，医者必先问姓名、性别、年龄、民族、籍贯、现在住址及因何就诊。其中年龄和性别在小儿疾病诊断中尤为重要。缺氧缺血性脑病易发生在围产儿；新生儿硬肿症、新生儿出血则是新生儿阶段的常见病；维生素缺乏症、腹泻、支气管肺炎易发生在婴幼儿期；急性肾小球肾炎好发于6～12岁的小儿，2岁前少见；风湿热5岁以下较少见，6～15岁为好发年龄，8岁左右最常见；近视眼、痤疮、肥胖症、贫血、结核病多见于青春期。有些疾病多见或仅见某一性别，如良性甲状腺肿大、月经不规则、痛经易见于青春期女性，血友病易见于男性。只要医师有足够的知识储备，便可根据年龄、性别和主诉将疾病诊断的重点放在这个年龄阶段的常见病和多发病。

第二，问诊的诊断价值也居于首位。临床辨病辨证由搜集资料和分析整理资料两部分组成，而在病史、查体、化验和病程记录等临床资料中，最重要的是病史。医学科学家张孝骞认为，一份全面、系统、翔实而不太繁琐的病史，只要能够生动形象地描绘疾病发生的过程，通过分析症状和症状组合的病理生理机制，可以大致领会它们之间的内部联系。这样的病史本身就富有诊断意义。在儿科常见病中有些病只有病史没有体征，或体征很不明显，望无所获或所获甚少，要完全靠病史作出诊断，如哮喘、消化性溃疡缓解期、胆道蛔虫、反复上呼吸道感染、癫痫非发作期、糖尿病早期等，这些疾病无论望神色形态或审苗窍二阴均可能与健康状况无异。张孝骞认为：事实上，大约有50%以上的病例应当能够从病史得出初步诊断或诊断线索。例如，出生后重度窒息史对于脑瘫，预防接种史对于百日咳，家族史对于遗传性疾病，密切结核接触史对于结核病，出生史对于营养缺乏性疾病等，都是极为重要的诊断线索。

第三，问诊对望、闻、切诊及其他检查有重要的指导作用。问诊常常是望诊、闻诊、切诊及其他物理检查和实验室检查的先导，如一婴幼儿以发热、咳嗽、气促为主诉，则有无发绀、三凹征、鼻翼煽动及指纹位置、颜色、深浅必成为望诊的重点，同时必须注意心肺听诊，及时查血象及做胸部X线检查。学龄儿童以水肿、尿少、尿色改变为主诉，则医者必重点查看水肿性质、程度及分布范围，测量血压，检测尿常规、血沉、抗“O”及注意有无低补体血症的存在，以判断是否为急性链球菌感染后肾小球肾炎。

第四，周到的问诊常可提供重要的鉴别诊断依据。患者身大热，反欲得近衣者，热在皮肤，寒在骨髓也；身大寒，反不欲近衣者，寒在皮肤，热在骨髓也。通过问患儿喜恶，辨寒热真假。下血，先便后血，此远血也，黄土汤主之；先血后便，此近血也，赤小豆当归散。同为便血，要问先便后血还是先血后便，以辨别远血、近血分别施治。

【名言名句】

《小儿药证直诀》：“问而知之，医之工也。而小儿多未能言，言亦未足取信。”

《小儿卫生总微方论》：“凡治病必当先问病者之家，所患几日，因何得之，曾服何药，如此详审。”

第五章 脉 诊

第一节 脉诊概述

一、脉象机制

心血为经脉道通，依靠宗气鼓舞生。
五脏协同根犹在，盈亏全赖三指凭。

【歌诀总括】

脉诊是通过按触人体不同部位的脉搏以体察脉象变化的切诊方法，又称切脉、诊脉、按脉、持脉。脉象的形成与脏腑气血密切相关，若脏腑气血发生病变，血脉运行就会受到影响，脉象就有变化。脉诊在临床上可推断疾病的进退预后。临床上主要掌握脉诊的时间、患者的体位，医生的指法和指力轻重，每次按脉时间以每侧脉搏跳动不少于50次为限，同时要了解健康人脉象的变化情况，才能正确地进行脉诊。我国古代医学在诊断疾病方面采用的脉诊是一项独特诊法，是中医“四诊”之一，也是辨证论治不可缺少的客观依据。本节概述了脉象形成的基础，即“气血调和”，并指出五脏协同在脉象形成中的重要意义。

【歌诀详解】

脉诊，是医者体察患者病情最为重要的一种诊法，是其在临床实践中逐渐积累而成的。

（1）脉象形成机制：第一，脉和血液以及心脏的关系极其密切。《内经》明确记述：“藏血，脉之气也”（《平人气象论篇》）；“五脏所主，心主脉”（《宣明五气篇》）。血液受心脏控制，血管是血液流行的处所，心和脉是相合的，心气绝则脉不通，脉不通血则不行。脉搏是心脏功能的具体表现。《内经》已经记述了血液循环的概念，饮食经过消化系统，水谷精微被吸收而传到肝脏，由肝传到心，由心传到肺，又由肺传到心，然后输布精气于脏腑皮毛；并且说脉管的血循环不停地流着，上下相贯，如环无端。体现了古代医家对于循环生理学的认识，并为古代脉诊的发展提供了基础。第二，《内经》记载人一呼，脉跳两次，一吸，脉又跳两次，一呼一吸，脉跳四次。连续计数，以每分钟呼吸 18 次计算，一分钟脉就跳 72 次。这里不仅明确指出了脉搏和呼吸的关系，而且知道呼吸和脉搏频率是1∶4，和现代生理学所观察的是一致的。此外，《内经》还记述了脉搏和呼吸次数之间的比例改变是一种不正常现象：指出人一呼脉只跳一次，一吸脉只跳一次，以及人一呼脉跳动三次，一吸脉跳动三次，都是病态。脉搏和呼吸之间的关系反映心脏和肺脏功能之间的关系。临床上不难观察到，由于肺循环和动脉血液缺氧引起心跳节律不齐、脉搏的性状因之改变的情况。

（2）脉诊的临床意义：我国古代医家很注意脉诊在临床上的意义，认为通过切脉可以了解病的属性是寒还是热，机体正气是盛还是衰，以及测知病因、病位和判断预后。《素问·阴阳应象大论篇》载："善诊者，察色按脉，……观权衡规矩，而知病所主；按尺寸，观浮沉滑涩，而知病所生。以治无过，以诊则不失矣"，所以，从脉象的权衡规矩，可以识别疾病所主的脏腑；从患者的脉象去辨别浮沉滑涩，可以知道疾病产生的原因。这是从把人体看成一个整体的观点出发的，而这种整体观点又是以经络学说作为基础的。中医认为经络是人体气血运行的通路，它内通脏腑，外连四肢骨节，把全身构成一个有机整体。脉是整体的一部分，所以从脉象的变化可以察知内在的变化。

通过切脉可以了解病的属性是寒还是热，机体正气是盛还是衰，以及测知病因、病位和判断预后。

【名言名句】

《素问·脉要精微论篇》："夫脉者，血之府也。"

《灵枢·决气》："壅遏营气，令无所避，是谓脉。"

《四言举要》："脉乃血脉……血之府也，心之合也……脉不自行，随气而至，气动脉应，阴阳之义。气如橐籥，血如波澜，血脉气息，上下循环。”

二、脉诊方法

寸关尺内十二经，脏腑阴阳合五行。
左心小肠肝胆肾，右肺大肠脾胃命。
轻循之法名为举，重取法时名曰按。
不轻不重曲求寻，每按必候五十动①。
摘自《医经小学》、《医宗已任编》。

【难点注释】

①五十动：即指诊脉的时间不能少于50次脉动的脉诊原则。

【歌诀总括】

诊脉的方法大体可分为三种，即遍诊法、三部诊法和寸口诊法。遍诊法源于《素问》，分头、手、足三部。三部诊法出自《伤寒论》，即人迎、寸口、趺阳。目前，普遍选用寸口诊法，以《脉经》为出，推广至今。本节概述了寸关尺三部脉象与脏腑的对应关系，并指出具体的诊脉方法。

【歌诀详解】

切脉的部位，在我国古代有一段渐变过程。先后有过遍身诊、三部诊和寸口诊。

遍身诊，又叫三部九候诊。三部诊，是诊头部的人迎（颈动脉）、腕部的寸口（桡动脉）和足部的趺阳（足背动脉）。寸口诊就是切摸两手掌后突起（桡骨茎突）的桡动脉，即所谓“独取寸口”，古代医家认为寸口是人体经脉的会合处，诊寸口可以了解人体气血的情况。这种方法《内经》已有记述，以后的《难经》、《脉经》等书所记述的主要就是寸口诊，并一直沿用到今天。这种方法即使在今天仍有实际意义。我们知道，血液在心脏收缩时产生的压力波叫脉波，脉波通过动脉传到周身。脉波的形状随循环系统情况的改变而改变，它反映心脏的情况，也反映动脉的弹性情况。所以，观察全身各处的脉搏形状，可以得到更全面的诊断体征。

（1）寸口诊法的原理：寸口为手太阴肺经之动脉，为气血会聚之所，而十二经脉之气血皆起止于肺，脏腑气血变化可反映于寸口。所以，寸口诊法可以辨识全身的疾病。

（2）寸口诊法的具体操作：诊时，常取平旦，使患者正坐或仰卧，前臂自然平展，与心脏齐平，手腕伸直，手掌向上，医者施举按寻三步手法，进行脉诊。寸口处以桡骨茎突为度，分寸、关、尺三部，再分浮、中、沉三种手法取按寻脉，则是寸口诊法的“三部九候”。食指、中指、无名指三个指头要指端平齐，弯曲大约是45°，利用指尖和指腹之间突出的指腹进行脉诊，并将食指放在寸脉，中指放在关脉，无名指放在尺脉分别考察三部九候。举者，轻按寸口；按者，重着筋骨；寻者，用力适中，左右推寻。医生的呼吸要注意调匀，医者诊脉的时间不应少于50次脉跳的时间，以充分辨识脉象的变化。

（3）五脏配属寸关尺三部：左寸候心与膻中，右寸候肺与胸中；左关候肝胆与膈，右关候脾与胃；左尺候肾与小腹，右尺候肾、小腹与命门。

【名言名句】

《素问·脉要精微论篇》：“诊法常以平旦，阴气未动，阳气未散，饮食未进，经脉不盛，络脉调匀，气血未乱，故乃可诊有过之脉。”“持脉有道，虚静为保。”

《素问·三部九候论篇》：“人有三部，部有三候，以决死生，以处百病，以调虚实，而除邪疾。”

《素问·平人气象论篇》：“人一呼脉再动，一吸脉亦再动，呼吸定息脉五动，闰以太息，命曰平人。平人者不病也。常以不病调病人，医不病，故为病人平息以调之为法。”

《伤寒论·序言》：“动数发息，不满五十，短期未知诀诊，九候曾无仿佛。”“按寸不及尺，握手不及足，人迎、趺阳，三部不参。”

《难经》：“十二经皆有动脉，独取寸口，以决五脏六腑死生吉凶之法，何谓也？然，寸口者，脉之大会，手太阴之脉动也”、“三部者，寸、关、尺也；九候者，浮、中、沉也”、“上部法天，主胸以上至头之有疾也；中部法人，主膈以下至脐之有疾也；下部法地，主脐以下至足之有疾也。”

《脉经·序言》：“脉理精微，其体难辨，弦紧浮芤，展转相类，在心易了，指下难明。”

《类经附翼》：“脉为四诊之一，所关最切，兼之俗弊，每多讳其因，隐其色，不出一声。”

第二节　正常脉象

息率平和从容态，胃神根基全犹在。
四时当旺何为主，要识脉洪石与毛。
内外相因即变化，尽在此间寻常脉。
摘自《医经小学》。

【歌诀总括】

本节提示正常脉象中胃、神、根的特点，以及提出了四季脉象变化的主要特征。

【歌诀详解】

正常脉象：三部有脉，一息四至，大小适中，不浮不沉，从容和缓，柔和律齐，尺脉有力，并具有有胃、神、根三个特点。

脉象与四时节气相关，分别表现出不同的脉象特征即春弦、夏洪、秋浮、冬沉。

正常脉象：三部有脉，一息四至，大小适中，不浮不沉，从容和缓，柔和律齐，尺脉有力，并具有有胃、神、根三个特点。有胃气者，无论浮沉迟数，皆生徐和之象；有神者，即脉来柔和；有根者，三部沉取有力，尤显于尺部。同时，脉象随生理活动及外界环境的不同而有相应的正常变化。

脉象与四时节气相关，分别表现出不同的脉象特征即春弦、夏洪、秋浮、冬沉。脉象受环境影响表现为南方人脉多细软略数，北方人脉多沉实。生理特征不同，其脉象亦有所不同，身高之人脉象较长，矮小之人脉象较短；瘦者脉多浮，胖者脉多沉。情志变化亦可影响脉象，如喜则脉缓、怒则脉急、惊则脉动等。

【名言名句】

《素问·平人气象论篇》：“人以水谷为本，故人绝水谷则死，脉无胃气亦死。”

《难经·十四难》："人之有肾，树之有根，枝叶虽枯槁，根本将自生。"

《脉经》："寸口虽无，尺犹不绝，如此之流，何忧殒灭。"

《景岳全书》："谷气即胃气，胃气即元气，夫元气之来，力和而缓。"

第三节　病理脉象

临床可以见到的脉象共计 28 种，即浮、沉、迟、数、洪、细、虚、实、滑、涩、弦、紧、结、代、促、长、短、缓、濡、弱、微、散、芤、伏、牢、革、疾、动、疾。其可分为六大纲目：浮、沉、迟、数、虚、实。

一、浮脉类

浮脉为阳表病真，迟风数热紧寒因。
浮而有力是风热，无力而浮血弱人。
洪阳脉盛血应虚，相火炎炎热病居。
左芤吐衄兼心血，关上为瘀胁痛真。
右芤积血在于胸，关内逢之肠胃痈①。
左弦头痛还心惕，盗汗劳伤力懒牵。
精神离散左关濡，尺男精败女脱血。
憎寒烘热濡右寸，气乏身疲怎得安。
左寸怔忡右寸汗，溢饮②左关应软散。
右关软散肿胻跗，散居两尺魂当断。
摘自《诸脉主病诗》。

【难点注释】

①肠胃痈：痈疽之发肠部者，出《素问·厥论篇》。肠痈可包括今之急慢性阑尾炎、阑尾周围脓肿等，是外科急腹症常见的一种疾病。本病的发生是与阑尾解剖特点、阑尾腔梗阻和细菌感染有关，临床以右下腹固定压痛、肌紧张、反跳痛为特征。

②溢饮：因饮食不节，或情志失调、年高体弱、阳气素虚等，使脾失健运，肾失开合，气机阻滞，水湿内停，以头面、下肢或全身水肿，畏冷，乏力等为主要表现的水肿类疾病。本病相当于西医的内分泌功能失调性水肿。此病之饮邪主要泛溢于体表肌肤和四肢。临床兼见身体痛重，肢节烦疼；亦可兼见咳喘、胸闷、乏力等症。宜温肺化饮、发汗驱邪，用大青龙汤、小青龙汤、桂苓神术汤等方。

【歌诀总括】

本节概述了浮、洪、濡、散、芤、革脉象特征及其临床意义。

【歌诀详解】

轻取即得，重按反减。

(1) 浮脉：轻取即得，重按反减。气血趋向于体表，卫气抗邪于外，则脉象见浮。多见于表证，亦主里虚。生理性浮脉可见于体瘦之人。

关于浮脉的形态，历代医家作过许多论述，其中以《脉经》所论较为中肯，即"举之有余，按之不足"，这一论述比较详细地说明了浮脉的形态。后世医家在此基础上也作过许多描述，但大多是对此进行进一步的描述，而没有提出其他的意见。如《濒湖脉学》"浮脉唯从肉上行"亦是指脉象表浅而言。《医灯续》载："其脉应于皮毛，轻手可得，按之且有泛泛欲上之势，如水飘木，虽按之使沉，亦必随手而起。《脉经》所谓举之有余，按之不足是也"。综观历代医家所论，浮脉有以下特点：浮脉是以部位而言，指脉象的部位深浅；指下的感觉则是轻取即得，重按则稍弱，有如水飘木之感。

浮脉是以部位而言，指脉象的部位深浅；指下的感觉则是轻取即得，重按则稍弱，有如水飘木之感。

浮脉的形成有三个方面的原因：①病邪在表。邪在表，正邪相争，正气驱邪外出，气血壅盛于肌表，故脉浮。如《伤寒论》："太阳之为病，脉浮，头项强痛而恶寒"。②气机上越，阳气外浮。浮脉的形成总离不开人体气机外浮的病理改变，不论什么病因，只要能造成气机外越或上浮，总会出现一定程度的浮象。其浮脉或浮大有力，或浮大空豁，不任重按。如《金匮要略·腹满寒疝宿食病脉证并治》："人病有宿食，何以别之？师曰：寸口脉浮而大，按之反涩，尺中亦涩，故知有宿食，大承气汤主之"。③脉浮亦可见于阴虚不能敛阳或虚阳不能内守而外浮。如《景岳全书》："若脉浮而无力空豁者，为阴不足，阴不足则水亏之候，或血不营心，或精不化气，中虚可知也。若以此等为表证，则害莫大焉"。

浮脉的形态是以脉的部位表浅而言，临床上如果脉象轻取即得即可认定为浮脉。但浮脉之中会兼有许多脉象，如浮滑、浮弦、浮芤等，应根据四诊合参，详细辨证。

（2）洪脉：洪脉古称"钩"，后世以洪脉相称，钩脉逐渐被洪脉所取代，医家多以来盛去衰描述洪脉。来盛，指血脉搏起之时，其势如洪波涌起，满指滔滔，浮大有力。去衰，当脉回落之时，脉势见衰。但去衰并非洪脉独有之特征。

洪脉古称"钩"，后世以洪脉相称，钩脉逐渐被洪脉所取代，医家多以来盛去衰描述洪脉。来盛，指血脉搏起之时，其势如洪波涌起，满指滔滔，浮大有力。去衰，当脉回落之时，脉势见衰。

夏季阳气旺盛，气血涌盛于外，鼓荡充盈于血脉，致脉洪。心主火，与夏相应，故心脉为洪。《素问·玉机真脏论篇》曰："夏脉者心也，南方火也，万物之所以盛长也，故其气来盛去衰，故曰钩"。

洪脉可有以下病机：①热盛。外邪入里化热，或因痰、湿、瘀血、食积日久化热，热盛迫血，鼓击血脉而脉洪。症见壮热、烦渴、大汗，或出血等。②气虚。饮食劳倦伤脾，脾胃气弱，正气虚衰，或阴火内炽，逼迫气血而脉洪。③阴虚。阴虚不得内敛，阳气浮越于外而脉洪，或阴竭于下，阳越于上，阳脉洪大，阴脉沉细。阴虚阳浮者，舌当光绛无苔。④阴寒内盛。阳气衰微，阴寒内盛，格阳于外，沉取无力，舌质淡胖，而脉洪。⑤虫扰。蛔虫扰动气血，气血逆乱，脉亦可洪。

（3）濡脉：濡脉，就是脉力逊于平脉，但又强于弱脉。对脉位的浮沉，至数的疾徐，脉体的长短阔窄，都无特定的要求。微脉脉象也是浮细无力，《脉经》称之"极细而软"，《活人书》亦曰"极细而软"，《察病指南》曰"极细而浮软"。微脉的这些描述与濡脉是一样的，只是加上了"若有若无"或"按之欲绝"的描述。濡脉已然如水中之浮棉，与微脉之"若有若无"、"按之欲绝"是很相似的，只是在字面上还可勉为区分，到临床上就很难区别了，二者径可视为一脉。所以，濡脉就是脉体柔软。为与浮而柔细之濡相区分，这种脉体柔软的脉，可称为软脉或柔脉。

濡脉，就是脉力逊于平脉，但又强于弱脉。

濡脉主诸虚及湿证，凡气虚、短气者，均可见濡。阴不敛阳，则脉浮软；精血失养，则脉细弱。脉赖气血之充盈鼓荡，气血不足则鼓荡之力弱，脉力减，故按之软；脾为生化之源，脾虚则气血亏，鼓荡无力，故脉软；阳虚鼓荡力弱，亦可见脉软。阳虚者，常伴畏寒肢冷等寒象。湿盛者，大筋软短，血脉亦软，按之软。再者，湿阻气机，气机不畅，气血不能鼓荡血脉，亦是湿盛致脉软的一个因素。痰、饮、水等与湿同类，皆可致脉软。

散脉是无根的脉，不但是脉散、无力、无根，并且还不匀，不太规律，浮取不太明显，中取、沉取都不明显，浮大无根，应指散漫。

(4) 散脉：寸脉和关脉都显得浮而无根。散脉是无根的脉，不但是脉散、无力、无根，并且还不匀，不太规律，浮取不太明显，中取、沉取都不明显，浮大无根，应指散漫。《脉经》云："散脉，大而散……有表无里"。《濒湖脉学》云："散似杨花散漫飞，去来无定至难齐"。杨花散漫，即轻飘而无根之说也。

散脉多因元气耗散，脏腑精气欲绝而致。其阴阳不敛，则脉来漫无根蒂，至数不齐。其形成是由于气血耗散，浮散于外，不能内敛，浮而无根；或见正气虚极，按之无力，漫无根蒂，形成散脉。散脉当分新病与久病。久病，正气渐被耗竭，致真气极虚，浮游于外，势难挽回；久病，脉散为死脉。若新病，津气为暑热耗散而见散脉，或急剧吐泻、大汗、失血，气骤失依附而浮越，出现散脉，尚可救疗，当急予收敛浮散之元气。

芤则如指著葱，浮取得上面之葱皮，却显得弦、大；中取减小空中；按之又著下面之葱皮而有根据。

(5) 芤脉：浮大中空，如按葱管，《脉理求真》曰："芤则如指著葱，浮取得上面之葱皮，却显得弦、大；中取减小空中；按之又著下面之葱皮而有根据"。本脉多见于阴血失充的患者。主因阴血不足，阳越于外而致。亡血的原因，可因热盛迫血妄行；或情志所伤，气血逆乱，肝血不藏；或瘀血阻塞，血不循经；或阳虚不摄阴血；或气虚不能固摄；或阴虚火旺，灼伤阴络；或外伤出血等。因出血原因不同，虽皆可见芤脉，但兼脉、兼症有别。热盛津伤，发热恶寒，身重而疼痛，其脉弦细芤迟。此为暑热伤津耗气，津气两伤，致脉芤而兼弦细迟。血瘀，因瘀血不去，新血不生而血虚，气失依附而浮越；再者，血瘀既久则化热，热动而气浮，故亦可造成芤脉。

中空外坚，浮弦而硬，如按鼓皮。

(6) 革脉：中空外坚，浮弦而硬，如按鼓皮。"革"字引入脉法理论，始见于《素问·脉要精微论篇》“切脉动静，而视精明，察五色，观五脏有余不足，六腑强弱，形之盛衰。以此参伍，决死生之分。……浑浑革至如涌泉”。正式提出革脉的是《脉经》，在《脉经》第一卷第一篇中对革脉的具体论述是：“革脉，有似沉伏，实大而长，微弦”。

革脉多见于亡血、失精、半产、漏下的患者。主因精血内虚，阳气无附，浮越于外所致。血虚，气无所倚而浮越，搏击于外面为革。气虚，不能固于其位，浮越于外而为革。阳虚，阴寒内盛，格阳于外，搏击血脉而为革。阴虚不能内守，阳浮于外，脉亦为革。

【名言名句】

（1）浮脉：

《脉诀》：“浮脉法天，轻手可得，泛泛在上，如水漂木。”

《诊宗三昧》：“浮脉者，下指即显浮象，按之稍减而不空。”

（2）洪脉：

《伤寒论·辨太阳病脉证并治法上》：“大烦渴不解，脉洪大者，白虎加人参汤主之。”

《金匮要略·疮痈肠痈浸淫病脉证并治》：“肠痈者……脉洪数者，脓已成，不可下也。”

《诊家正眼》：“洪脉极大，状若洪水，来盛去衰，滔滔满指。”

《濒湖脉学》：“洪脉来时拍拍然，去衰来盛似波澜。”

《脉理求真》：“洪脉既大且数。”

（3）濡脉：

《脉经》：“濡，无力也，虚软无力，应手散细，如棉絮之浮水中，轻手乍来，重手即去。”

《诊家正眼》：“必在浮候见其细软，若中候、沉候，不可得而见也。”

《诊家枢要》：“濡……为气血俱不足之候，为血少，为无血，为疲损，为自汗，为下冷，为痹。”

（4）散脉：

《濒湖脉学》："至数不齐，涣散不收。"

《诊宗三昧》："其脉散者死。"

（5）芤脉：

《金匮要略·中风历节病脉证并治》："脉极虚芤迟，为清谷，亡血失精。"

《景岳全书》："芤脉为孤阳脱阴之候，为失血脱血，为气无所归，为阳无所附。"

（6）革脉：

《金匮要略·中风历节病脉证并治》："妇人则半产漏下，男子则亡血失精。"

《濒湖脉学》："芤脉，弦而芤，如按鼓皮。"

《医学实在易》："革脉外强。"

二、沉脉类

沉潜脉主阴经病，数热迟寒滑有痰。
无力而沉虚与气，沉而有力积兼寒。
伏为霍乱①食常停，蓄饮顽痰积聚真。
当关腹痛分寒食，尺部腹疼与疝疼。
牢为喘促皮肤肿，心腹寒疼肝克脾。
脉弱阴虚阳气衰，益气调营及早医。
摘自《诸脉主病诗》。

【难点注释】

①霍乱：是一种烈性肠道传染病，属甲类传染病，由霍乱弧菌污染水和食物而引起传播。临床上以起病急骤、剧烈泻吐、排泄大量米泔水样肠内容物、脱水、肌痉挛、少尿和无尿为特征。严重者可因休克、尿毒症或酸中毒而死亡。在医疗水平低下和治疗措施不力的情况下，病死率甚高。

【歌诀总括】

本节概述了沉、伏、牢、弱脉象特征及其临床意义。

【歌诀详解】

(1) 沉脉：轻取不应，重按始得。古人亦称石脉或营脉。沉脉的记载最早见于《内经》，《素问·五脏生成篇》言“夫脉之小、大、滑、涩、浮、沉，可以指别”。关于沉脉的脉象，历代中医书籍多有论述。《脉经》载“沉脉，举之不足，按之有余”。滑伯仁《诊家枢要》言“沉，不浮也，轻手不见，重手乃得”。《濒湖脉学》言“重手按至筋骨乃得。如绵裹砂，内刚外柔。如石投水，必极其底”。

轻取不应，重按始得。

沉脉多见于浮肿、呕吐、痢疾等患者，有力为里实，无力为里虚。亦可见于正常人，肥人脂厚，脉管深沉，故脉多沉；冬季气血收敛，脉象亦偏沉；两手六脉皆沉细而无临床症状，均可视为平脉。正虚脉沉，可见于阳虚、气虚、血虚、阴虚。阳虚无力，气血循行无权，脉乃沉；血虚者，精血失充，致脉沉。血虚常兼气虚，气血皆亏，脉失充养而致。阴虚者，血脉失充，脉亦沉。正虚而脉沉者，当沉而无力。阴邪袭于肌表者，阴邪收引，腠理闭塞，经脉不畅，气血不能外达，故脉沉。情志扰乱，气机不调，气血不能畅达，亦可脉沉。沉脉之中，可兼实、弦、细、涩、迟、结等。这些不同脉象的出现，病机相同，都是由于气郁，气血不能畅达所致。

(2) 伏脉：重按着骨始得。《脉经》云：“极重指按之，著骨乃得”。后世论伏脉，皆宗《脉经》之说。伏脉除脉位的特点之外，对脉体、脉率、脉力等无特殊限定。

重按着骨始得。

伏脉多见于邪闭、厥证、痛极等病。主因邪气内伏，脉气不宣，或阳气衰微，血脉不显而致。由于阳气虚衰，无力推荡气血外达以搏击血脉，致脉伏。伏脉为细而无力，伴肢厥、腰脐冷痛等，此属虚寒证。寒盛则气血凝泣，气机闭阻，气血不得外达，而生脉状，其脉兼弦，症见恶寒肢冷身痛等。火热亢极，气机闭塞，气血不得外达，亦致脉伏，多为火极似水，反兼胜己之化。伏脉兼躁急之象，症见肢厥等，此热深厥亦深，可见唇甲青紫、肢冷脉伏，继而身热汗出或战汗。

(3) 牢脉：实大弦长，沉取始得，坚着不移。牢脉是沉、实、

实大弦长，沉取始得，坚着不移。

大、弦、长五个脉的复合脉，但其关键的诊断原则是沉取始得，轻取、中取均不应，按之坚固有力，左右推寻动而不移。故牢脉的含意，坚牢固实和深居在内明矣。

牢脉多见于阴寒凝结，内实坚积之证。主因阴寒内积，阳气沉陷。兼见痞结者，病在气分；兼见肿块者，病在血分。阴寒内盛，故可脉牢。牢脉不仅主阴寒坚积，亦主气塞、积热、顽痰、食积、瘀血等，因诸上因素滞塞气机，气血不得外达，而生沉脉，为正气与邪相搏而见弦长实大有余之脉象。临床也确有一些见牢脉的患者，并非皆属虚寒之证。

极软而沉细无力。

（4）弱脉：极软而沉细无力。

弱脉多见于阳气虚衰、气血俱虚的患者。主因阴阳虚衰，气不运血，阴血不足而致。弱脉是沉细无力，濡脉是浮细无力。阴虚，是指狭义的阴虚，是指伴有骨蒸潮热、盗汗、五心烦热、颧红、舌绛红少苔的阴虚。

【名言名句】

（1）沉脉：

《濒湖脉学》："如石投水，必极其底。"

《脉诀汇辨》："有深深下沉之势。"

《脉诀刊误》："轻手于皮肤之间不可得，徐徐按至肌肉中部间应指，又按至筋骨下部乃有力，此沉脉也。"

《三指禅》："沉而无病世人多。"

（2）伏脉：

《诊家正眼》："推筋着骨，得始其形。"

（3）牢脉：

《脉说》："沉而有力，劲而不移，实大弦长，牢之体也。"

（4）弱脉：

《脉经》："弱脉极软而沉细，按之欲绝指下。"

《脉理求真》："沉细软弱，举之如无，按之乃得。"

三、迟脉类

迟司脏病或多痰，沉痼癥瘕仔细看。
有力而迟为冷痛，迟而无力是虚寒。
缓脉可辨营卫衰，或痹或湿或脾虚。
上为项强下脚软，浮风沉弱细区分。
涩缘血少或伤精，反胃亡阳①汗雨淋。
寒湿入营痹为血，女人非孕即无经。
结脉皆因气血凝，老痰结滞苦沉吟。
内生积聚外痈肿，疝瘕亡阳汗自淋。
摘自《诸脉主病诗》。

【难点注释】

①亡阳：阳气失亡，以汗出不止为主症。指机体阳气发生突然性脱失而致全身属于阳的功能突然严重衰竭的一种病理状态，主要表现为畏寒，面色苍白，四肢冰冷，精神萎靡，冷汗淋漓，呼吸微弱，甚则口唇青紫，脉微欲绝或浮数而空等。见《伤寒论·辨少阴病脉证并治法》："病人脉阴阳俱紧，反汗出者，亡阳也"，《张氏医通·杂门》："汗出不止，名曰亡阳。以附子理中加黄芪，外用温粉扑之"。

【歌诀总括】

本节概述了迟、缓、涩、结脉象特征及其临床意义。

【歌诀详解】

（1）迟脉：脉来缓迟，一息不足四至。性别、体型胖瘦等生理性因素与迟脉存在着密切的相关性，长期参加体育锻炼是导致生理性迟脉的重要原因。因此在临床上对于迟脉，我们要注意辨别是生理性迟脉还是病理性迟脉，而是否长期参加体育锻炼是判断生理性迟脉的重要依据。

脉来缓迟，一息不足四至。

迟脉多见于寒证，亦主热证。迟而有力者，为寒积痛甚，或邪热结聚，经隧阻滞；迟而无力者，为虚寒久病。阳虚脉迟者，阳虚失于温煦、气血难以运行，凡肾阳虚、脾阳虚、心阳虚、肝阳虚者，皆可令脉迟。气虚脉迟者，迟而无力，多因血脉失运，致脉来去迟慢。阴寒内盛，气血凝滞，脉来去迟慢。同时，本脉亦主热证。热极生风，症见高热、神昏、颈项强直、两目上视、四肢抽搐，甚则角弓反张，脉多弦数有力。但热极发痉证，邪热过盛，壅滞气机，导致血行缓慢，则出现迟脉。阳明热结者，邪热结聚，气机壅滞，血行缓慢亦致迟脉。肝胆湿热内蕴者，湿热内蕴肝胆，胆汁外溢，身目俱黄，兼发热口渴，厌油食，恶心欲吐，胁痛脘胀，尿黄浊，苔黄腻，脉迟。三焦湿热困阻者，气机不通，血脉受阻，故亦可见迟脉。

脉象从容和缓，一息四至，来去有息。

（2）缓脉：脉象从容和缓，一息四至，来去有息。始见于《内经》，但《内经》对其体状未作具体描述。王叔和对缓脉作解释“阳脉浮大而濡，阴脉浮大而濡，阴脉与阳脉同等者，名曰缓也”。

缓脉多见于湿邪困阻，脾胃虚弱的患者。湿有内外之分，然皆以脾胃为重。外湿、内湿虽然有别，但又密切相关，湿邪外受，内湿相合，均可致脉缓。湿盛者，脉缓且软。脾虚者，脉缓而无力。脾虚化源不足，气血皆亏，脉行徐缓，故脉缓。若脉管柔和，脉来和缓，谓之平脉。缓脉可在部分正常人中出现，性别与缓脉存在着密切的相关性，因此在临床上对于缓脉，我们要注意辨别是生理性缓脉还是病理性缓脉，男性中常可见生理性缓脉。

往来艰涩，势如刮竹。

（3）涩脉：往来艰涩，势如刮竹。为脉率迟缓、脉律微微止歇、脉形细小、充盈度较为充实的一种脉象。脉力有三种，一是无力脉，二是有力脉，三为接近平力脉。总之，涩脉脉象特征为脉来三五不调，细短止或散，既脉律不齐又脉力不匀，脉率可疾数、可迟缓，往来艰涩不畅，如轻刀刮竹，与现代医学心律失常中的房颤脉相同。

本脉多见于血瘀气滞，痰食积滞，或精亏血少之人。主因血瘀痰积，气机不畅，血行受阻；或精伤血亏，经脉失濡而致。生理性涩脉，见于五脏平脉的肺脏。肺脉来浮而短，亦即众苗齐秀之貌，浮涩而轻虚为常脉，再就是四时秋三月见浮涩而短之脉亦为平脉，反此者病。病理性涩脉，因多怒，或因忧郁，或因厚味，或因过服补剂，气胜血沸，出现邪热凝血，胶固难揉，脉道阻塞，亦见涩状。

（4）结脉：缓而一止，止无定数。结脉最早见于张仲景所著《伤寒论》，其曰："伤寒，脉结代，心动悸，炙甘草汤主之"，"脉按之来缓，时一止复来者，名曰结。又脉来动而中止，更来小数，中有还者反动，名曰结，阴也；脉来动而中止，不能自还，因而复动者，名曰代，阴也"。

缓而一止，止无定数。

结脉多见于寒痰血瘀，癥瘕积聚之病。主因气机郁结，血行瘀滞，则脉气不相续接而生。脏气衰微，为气血虚衰而致脉气运行不相连续，多属虚证。气血虚衰，无力相继而脉见止。其缓也，因气血虚，运行缓慢而脉缓。

【名言名句】

（1）迟脉：

《伤寒论·辨阳明病脉证并治法》："阳明病，脉迟，食难用饱。"

《脉诀汇辨》："往来迟缓，三至一息。"

《诊家枢要》："迟，不及也，呼吸之间，脉仅三至。"

《四诊抉微》："迟脉属脏主寒，此一定之理，乃其常也。若论其变，又有主热之证治，不可不知，如上诸家之论证是也。所以然者，以热邪壅结，隧道不利，失其常度，脉反变迟矣。"

（2）缓脉：

《脉经》："去来亦迟，小快于迟。"

（3）涩脉：

《素问·脉要精微论篇》："涩则心痛。"

《金匮要略·中风历节病脉证并治》："男子脉浮弱而涩，为无子，精气清冷。"

《金匮要略·腹满寒疝宿食病脉证治》："寸口脉浮而大，按之反涩，故知有宿食。"

《脉经》："细而迟，往来难且散，或一止复来。"

《濒湖脉学》："如雨沾砂，如病蚕食叶。"

《诊家枢要》："涩，为少血，为无汗，为血痹痛，为伤精。"

（4）结脉：

《崔氏脉诀》："阴盛则结，疝瘕积聚。"

《脉诀刊误》："脉来缓，时而一止，无常数。"

《诊家正眼》："迟滞中，时见一止。"

《诊家枢要》："结，阴独盛而阳不能相入也，为症结，为七情所郁。"

四、数脉类

数脉为阳热可知，只将君[①]相[②]火来医。
实宜凉泻虚温补，肺病秋深却忌之。
脉促惟将火病医，其因有五细推之。
时时咳嗽皆痰积，或发狂斑与毒疽。
一息七至可谓疾，阳极阴竭元气衰。
视之多属垂危候，小儿见之不作急。
动脉专司气与惊，汗因阳动热因阴。
或为泄痢拘挛病，男子亡阳女子崩。
摘自《诸脉主病诗》。

【难点注释】

①君（火）：指心火。因心为君主之官故名。君火居于上焦，主宰全身；相火居于下焦，温养脏腑。二者各安其位，共同维持机体正常功能。

②相（火）：与君火相对而言，寄藏于下焦肝肾，有温养脏腑、主司生殖的功能，与君火相配，共同维持机体的正常生理活动。相火过亢则有害。

【歌诀总括】

本节概述了数、促、疾、动脉象特征及其临床意义。

【歌诀详解】

脉来急促，一息五至以上。

（1）数脉：脉来急促，一息五至以上。历代医家均倾向于阳盛阴虚，阴不胜阳的热证。《内经》曰："数则烦心"；《四言举要》曰："六至为数，数即热证。转迟转冷，转数转热"；《诊家枢要》中有"为烦满，上为头痛上热，中为脾热口臭胃烦呕逆，右为颊热目赤，左下为小便黄赤大便秘涩”之说。

本脉多见于热证。有力为实热，无力为虚热。主因正邪交争剧烈，邪热迫血行速而致。亦主虚证，主因精血耗损，脉来虚数，多见于虚劳日久的患者。外感风热之邪，或表邪未尽者，可见浮数脉；表气闭塞，气机不调，正邪交争，脉见浮紧而数。实热证可以是阳气亢盛，也可以是脏腑热盛。阳气亢盛，阴气衰弱，气血热盛，则脉流速疾。脏腑热盛，可见心、肺、胃、肝胆热盛。心火炽盛，心主血脉，气血奔涌。肺热，多兼为痰热内盛，肺主气、司呼吸，气疾快速，可表现为滑数。胃热、肝胆内热，均可见数脉。阴虚者脉细而数，亦可属于“数脉主热”范围，临床颇为常见。血虚、气虚、阳虚也可出现数脉。血分不足，血失濡养，血虚轻者可出现细数、沉细数，血虚重者脉见数大而虚。

（2）促脉：数而一止，止无定数。始见于《脉经》：“促脉，来去数，时一止复来”，而成无已在《注解伤寒论》言：“脉来数，时一止复来，名曰促”。无论是近代的脉形脉理、临床研究，还是古代的论述，都将观点统一在仲景提出的促脉为“数而时一止”上。任应秋教授指出，察脉，即所以察病机，唯有将脉察之甚的，始能将病机辨之甚真。歇止脉兼迟、兼数或迟数不定，其病机迥然不同，在临床诊断中一定不能将这些脉混淆起来。

数而一止，止无定数。

本脉多见于阳热亢盛、痰血郁滞的患者。主因阳热盛极，正邪相搏，阴不和阳，血行急速而致。亦可见于虚证，阴亏至极，促而无力，属虚脱之证。所以促脉的主证不外阳盛和虚极。

（3）疾脉：脉来急疾，一息七至以上。《脉诀汇辨》言：“六至以上，脉有两称，或名曰疾，或名曰极，总是急速之脉，数之甚者也”。主阳极阴竭，元气将脱。多见于急性热病。如虚损劳伤者见疾脉，多是危重证候。如孕妇无病见此脉，则为临产脉象，称离经脉。

脉来急疾，一息七至以上。

（4）动脉：脉动如豆，滑数有力，只见于关部，寸脉和尺脉都不明显。本脉见于痛证与惊证以及早孕的妇女，主因阴阳相搏、气血失和而致。

脉动如豆，滑数有力，只见于关部，寸脉和尺脉都不明显。

【名言名句】

（1）数脉：

《难经·九难》："数则为热。"

《濒湖脉学》："一息六至，脉流薄疾。"

《脉诀启悟》："不似滑脉之往来流利，动脉之厥厥动摇，疾脉之过于急疾。"

《脉药联珠》："凡数脉总由火毒。"

（2）促脉：

《脉经》："促脉，来去数，时一止复来。"

《崔氏脉诀》："阳盛则促，肺痈阳毒。"

《濒湖脉学》："来去数，时一止复来，如蹶之趣，徐疾不常。""促脉惟将火来医，其因有五细推之。时时喘咳皆痰积，或发狂斑与毒疽。"

（3）动脉：

《脉经》："动脉见于关上，无头尾，大如豆，厥厥动摇。"

五、虚脉类

脉虚身热为伤暑①，虚损疲烦汗自多。
发热阴虚宜早治，养荣益气莫蹉跎。
气血微兮脉亦微，恶寒发热汗淋催。
男为劳极诸虚候，女作崩中带下医。
寸细应知呕吐频，入关腹胀胃虚形。
尺逢定是丹田②冷，泄痢遗精号脱阴。
脉来一止定数分，代脉脏衰跌扑损。
七情惊恐痹痛证，妊娠妇女代不惊。
摘自《诸脉主病诗》。

【难点注释】

①伤暑：指夏季伤于暑邪，出现多汗身热、心烦口渴、气粗、四肢疲乏、小便赤涩等"阳暑"证候。

②丹田：原是道教修炼内丹中的精气神时用的术语，有上、中、下三丹田：上丹田为督脉印堂之处，又称"泥丸宫"；中丹田

为胸中膻中穴处，为宗气之所聚；下丹田为任脉关元穴，脐下三寸之处，为藏精之所。但现在已被各门各派气功或运气方法广为引用。上丹田为性根，下丹田为命蒂。性命交修，便可以打通大小周天，达到炼神还虚的境界。古人称精气神为三宝，视丹田为储藏精气神的地方，因此对丹田极为重视，犹如“性命之根本”。

【歌诀总括】

本节概述了虚、微、细、代、短脉象特征及其临床意义。

【歌诀详解】

（1）虚脉：举之无力，按之空豁，应指松软。《脉经》：“虚脉迟大而软，按之不足，隐痛豁豁然空。”

举之无力，按之空豁，应指松软。

本脉多见于虚证。主因气虚血运不畅，血虚失盈脉道而致。气血失充，则脉来无力；血不足以充于脉，故脉按之空虚。各种慢性消耗性疾病精、血、津、液亏损，可见虚脉。高热伤阴、失血，或吐泻伤津，血脉失充，其虚脉无力之象更著。虚脉与浮脉兼见，主卫气不固；与涩脉兼见，主血虚；与迟脉兼见，主阳虚；与数脉兼见，主阴虚。虚脉体现了细脉、濡脉、散脉、短脉、微脉、弱脉等脉力不足的特点。细脉以脉形细小、脉力不足为特点，但其脉来应指清晰；濡脉见于浮位，即浮细软无力的脉象；散脉为浮散无力、漫无根底之脉，其脉形、脉率不清；短脉是不足三部的脉象，常见于关部而他部脉不清；微脉似有若无，至数不清，脉形细软无力；弱脉即沉细无力的脉象，是虚脉、沉脉、细脉的复合脉。

（2）微脉：细软为甚，按之欲绝。

细软为甚，按之欲绝。

本脉多见于气血虚损、阳气衰微的患者。主因久病阳气衰微、气血损耗而致。轻取似无，为阳气衰。沉取似无，为阴气竭。气血无力鼓荡血脉，可见脉微。阳气虚衰，无力鼓荡血脉，脉亦可微。微脉见和缓或缓弱无力之脉，新病邪去正虚未复而脉微，为欲愈之兆。

（3）细脉：脉细如线，应指明显，按之不绝。最早见于《脉经》：“小大于微，常有，但细耳”。《脉诀》载“细如一线”，《察病指南》言“细如丝线”，《四明心法》曰“按之如发”。

脉细如线，应指明显，按之不绝。

本脉多见于诸虚劳损及湿证。主因营血亏虚，失充脉道，或湿邪阻遏脉道而致。正常人六脉皆小或一手偏小，脉细而流利充实，此为常脉。若寒冬气机收敛，气血紧束，亦为常脉。

脉来一止，止有定数，良久方来。

(4) 代脉：脉来一止，止有定数，良久方来。在迟脉中出现，即“迟中一止，良久方来”者，乃代脉也，此与《伤寒论》载“脉结代”相符合。临床可见于病态窦房结综合征。止有定数，指间歇有一定规律，脉率正常。临床可见于早搏形成的二联律、三联律等，此与结脉不能并见。

本脉多见于脏气衰微、风证、痛证及妊娠初期的孕妇。主因气血衰微，邪气阻滞，不相衔接而致。本脉为脉来缓慢而有规则的间歇，且间歇时间较长的脉象。其特点是脉搏节律成比例的歇止或弱小搏动，可呈二联律，或三联律及五联律。临床上，代脉常与结脉相兼，主心悸、心痛；与弦脉相兼，主痛证和惊恐；与细脉、弱脉相兼，主气血亏损，脏气衰微；与浮脉相兼，主风证。代脉需与相似脉结脉、促脉区别。三者均为节律不齐的脉象，但结脉、促脉都是不规则的间歇脉，歇止时间短，歇止后有几次较快的脉搏；代脉是有规则的间歇脉，歇止时间长，歇止后没有较快的脉搏出现。

首尾俱短，不能满部。

(5) 短脉：首尾俱短，不能满部。

本脉多见于气病。有力为气滞，无力为气虚。主因气郁血瘀、痰滞食积，或气虚摄血失职而致。气虚者，既无力鼓荡血脉，又无力帅血以充盈血脉，致脉短。其短，乃因虚所致，故必短而无力。因七情所伤，或因于痰饮、食积、瘀血、火郁等邪气壅遏，阻滞气机，可致脉短。其短，乃因邪实气郁所作，必短而有力，兼有不肯宁静之感。

【名言名句】

(1) 虚脉：

《脉经》：“虚脉，迟大而软，按之无力，隐指豁豁然空。”

《脉理求真》：“浮大而软，按之不振，如寻鸡羽，久按根底不乏不散。”

《诊家枢要》：“虚，气血俱虚之诊也，为暑，为虚烦多汗，为恍惚多惊。”

《三指禅》：“多因伤暑毒，亦或血虚空。”“虚脉大而松，迟柔少力充。”

（2）微脉：

《伤寒论·辨阳明病脉证并治法》：“少阴病，下利清谷，里寒外热，手足厥逆，脉微欲绝，……通脉四逆汤主之。”

《诊家枢要》：“微，……为气血俱虚之候，为崩漏败血不止，为少气。”

（3）细脉：

《伤寒论·辨厥阴病脉证并治法》：“手足厥冷，脉细欲绝者，当归四逆汤主之。”

《金匮要略·痉湿暍病脉证治》：“太阳病，关节疼痛而烦，脉沉而细者，此名湿痹。”

《脉经》：“细脉，小大于微，常有，但细耳。”

《诊家正眼》：“细直而软，累累萦萦，状若丝线，较显于微。”

《濒湖脉学》：“小于微而常有，细直而软，若丝线之应指。”

《脉诀刊误》：“主血少气衰。”

《诊宗三昧》：“湿痹脚软，自汗失精，皆有细脉。”

（4）代脉：

《脉经》：“代脉来数中止，不能自还，因而复动。”

《类证活人书》：“往来缓动而中止，不能自还，因而复动，名曰代也。”

《诊家正眼》：“代主脏衰，危恶之候”、“心疼夺食，脉三动一止，良久不能自还”。

（5）短脉：

《伤寒论·辨阳明病脉证并治法》：“发汗多，若重发汗者，亡其阳，谵语。脉短者死，脉自和者不死。”

《濒湖脉学》：“不及本位，应指而回，不能满部。”

《诊宗三昧》：“胃气厄塞，不能调畅百脉，或因痰气食积，阻碍气道，所以脉见短涩之状。”

六、实脉类

实脉为阳火郁成，发狂谵语吐频频。
或为阳毒或伤食，大便不通或气疼。
滑脉为阳元气衰，痰生百病食生灾。
上为吐逆下蓄血①，女脉和时定有胎。
紧为诸痛主于寒，癖积风痫②吐冷痰。
浮紧汗之沉紧下，人迎气口更须看。
夏秋则主疟相缠，弦数热者迟为寒。
寸弦头痛膈多痰，尺当颓疝脚拘挛。
气血有余长脉见，阳明热势自然深。
若非阳毒癫和痫，即是焦烦壮热侵。
摘自《诸脉主病诗》、《脉确》。

【难点注释】

①蓄血：指瘀血内蓄的病证。《素问·缪刺论篇》："人有所堕坠，恶血留内，腹中满胀，不得前后……"，这是蓄血证的早期文献。现结合临床情况，大致可为二：一指多种内有瘀血的病证；二指外感热病，邪热入里与血相搏，致使瘀热蓄结于内。

②风痫：痫证发作时头强直视，不省人事，甚至牙关紧闭。多因肝经积热所致。由外感风邪而发生的痫病，实即小儿急惊风。

【歌诀总括】

本节概述了实、滑、紧、弦、长脉象特征及其临床意义。

【歌诀详解】

应指幅幅，举按皆然。

(1) 实脉：应指幅幅，举按皆然。实脉名称最初见于《内经》，《素问·玉机真脏论篇》言"脉实以坚，谓之益甚"。对实脉的脉象，历代医家有众多论述。实脉的脉象特点是脉充实有力，脉搏搏动力量强，寸关尺三部、浮中沉三候均有力量，脉体宽大。实脉有生理性实脉与病理性实脉之分，是较为常见的脉，然而目前对实脉的研究极少。

本脉多见于实证。主因邪盛正实，邪正相搏，气血壅盛而致。外感六淫，邪气亢盛，正与邪搏，脉可实。或六淫化火，三焦热盛，搏击气血，鼓荡血脉而脉实。但在一些特殊情况下，实脉反主虚证。如胃气衰竭，真气外泄，脉见强劲搏指，失却冲和之象，可见实脉。平人亦可出现实脉，为正气充足之象。身体健壮的青壮年在生理情况下，因气血盈盛，正气充足，脉气鼓搏有力，故脉来有力而且和缓。性别、体型胖瘦等生理性因素与实脉存在着密切的相关性。因此在临床上对于实脉，我们要注意辨别是生理性实脉还是病理性实脉，而多见于男性、正常体型者是生理性实脉的重要特点。

往来流利，如盘走珠，应指圆滑。

（2）滑脉：往来流利，如盘走珠，应指圆滑。滑脉名称最初见于《内经》，《素问·脉要精微论篇》言“滑者阴气有余也”。其后，《脉经》载“往来前却流利，展转替替然，与数相似”，《三指禅》录“滑脉走如珠，往来极流利”。现代医家认为，滑脉应指滑利但无明显如珠走盘指感者，稍有滑象；应指流利圆滑，有如触滚珠指感者，滑象明显；如再在前者基础上，脉体出现显著振动感的，则滑象更为明显。滑脉无明显的脉位差异，浮、中、沉取均可呈现，但以浮取、中取时更多。体型胖瘦与滑脉存在着密切的相关性。因此在临床上对于滑脉，我们要注意辨别是生理性滑脉还是病理性滑脉，而体型胖瘦是判断生理性滑脉的重要依据。

本脉多见于实热、痰饮、食积等证。主因邪盛正衰，气实血涌而致。邪气阻遏，气血欲行而与邪搏击，则激扬气血脉滑。正虚者，因气血已亏，鼓荡乏力。健康人、孕妇、青壮年可以见到滑脉，它的前提都是身体健康、气血旺盛。

脉形紧急，势如牵绳转索。

（3）紧脉：脉形紧急，势如牵绳转索。《景岳全书·正脉十六部》载“凡寒邪外感，脉必暴见紧数”。脉形紧急指脉形绷紧有力。紧脉鼓指时应为左右弹动，不是固定部位，不似其他脉象鼓指始终在一定的部位，并且紧脉不仅脉形绷紧，而且脉率快。

本脉多见于寒证与痛证。主因寒邪内侵，与正气相搏，使脉道拘急而致。实寒证有表寒证和里寒证之分。表实寒证是寒邪侵袭人体肌表，正邪交争，症见发热恶寒、无汗、头身痛、苔薄白等，其脉浮紧而迟；里实寒证是寒邪直犯于里，或寒邪直中脏腑，正邪交争。

端直以长，如按琴弦。

（4）弦脉：端直以长，如按琴弦。本脉在生理、病理情况下均可见到。《素问·宣明五气篇》曰："肝脉弦"；《素问·玉机真脏论篇》谓："春脉者，肝也……故其脉来软弱轻虚而滑，端直以长，故曰弦"。其在诸多疾病的诊断、病机阐释及预后判断方面均有重要意义。同时，弦于生理、病理之脉俱见，临证尚需结合其他兼夹脉象、舌象及症状综合判断，以免窥管之弊。

本脉多见于肝胆病、痰饮及痛证。因邪伤肝气，疏泄功能失常，脉气不和，而见弦脉。痛证、痰饮致气机不畅，亦见弦脉。弦脉有程度差异：轻者，脉应指端直而长，有琴弦之象，脉体有柔和滑利之感；中者，应指端直而长，充实有力，如按弓弦之感，弦中尚有柔象；重者，搏指挺然有力，脉体硬，无柔和感。浮、中、沉取均可见弦脉，但以中、沉取为多。弦脉与数脉兼见主肝火，与滑脉兼见主肝病、中风，与迟脉兼见主寒痛，与涩脉兼见主瘀血。

脉体较长，超过寸关尺部。

（5）长脉：脉体较长，超过寸关尺部。长脉的记载最早见于《素问·脉要精微论篇》"夫脉者，血之府也，长则气治"。对于长脉的脉象，《医学心悟》载"长，过乎本位也"，《濒湖脉学》载"过于本位脉名长"。脉动应指的范围超过寸、关、尺三部，脉体较长。向前超逾寸部至鱼际者，称为溢脉；向后逾尺部者，又称"履脉"。性别、体型胖瘦等生理性因素与长脉存在着密切的相关性，因此在临床上对于长脉，我们要注意辨别是生理性长脉还是病理性长脉，而多见于男性、正常体型者是生理性长脉的重要特点。

本脉多见于肝阳有余、邪毒充盛等证。主因肝阳内盛，邪正相搏而致。肝气亢逆，气血随之而涌，则脉来搏坚而长。阴证渐见脉长，乃正气来复、阴证转阳向愈之征。长脉亦可见于常人，脉来长而和缓，为正气充盛之象。《素问·脉要精微论篇》说："长则气治"，治者，盛满、调平之意。正常人气血旺盛，精气盛满，脉气盈余，故搏击之势过于本位，可见到长而柔和之脉，为强壮之象征。老年人两尺脉长而滑实多长寿。故长脉亦是气血充盛、气机条畅的反映。

【名言名句】

（1）实脉：

《濒湖脉学》："浮沉皆得大而长，应指无虚愊愊强。"

《诊宗三昧》："实脉有力，长大而坚。"

《脉经》："实脉，大而长，微弦。"

《脉学正义》："实主火热有余之证，或发狂谵语，或阳毒便结，或咽肿舌强，或脾热中满，或腰腹疼痛。"

（2）滑脉：

《素问·脉要精微论篇》："滑为阴气有余也。"

《伤寒论·辨厥阴病脉证并治法》："伤寒脉滑而厥者，有里热，白虎汤主之。"

《金匮要略·腹满寒疝宿食病脉证治》："脉数而滑者，实也，此有宿食，当下之，宜大承气汤。"

《脉经》："与数脉相似。"

《景岳全书》："妇女脉滑数而经断者，为有孕。""若平人脉滑而和缓，此自营卫充实之佳兆。"

《脉诀》："尺脉滑利，妊娠可喜，滑疾不散，胎必三月，但疾不散，五月可别。"

《诊家正眼》："滑脉替替，往来流利，盘珠之形，荷露之义。"

（3）紧脉：

《金匮要略·腹满寒疝宿食病脉证治》："紧脉如转索无常者，有宿食也。"

《脉经》："如切绳状。"

《诊家正眼》："紧脉有力，左右弹指，如绞转索，如切紧绳。"

《脉诀刊误》："紧为寒为痛。"

（4）弦脉：

《脉经》："按之如弓弦状。"

《脉诀刊误》："状若筝弦，从直中过，挺然于指下，曰弦。"

《濒湖脉学》："如张弓弦，按之不移，绰绰如按琴瑟弦。"

（5）长脉：

《素问·脉要精微论篇》："长则气治。"

《脉经》："浮洪大长者，风眩癫疾。"

《诊家正眼》："长脉迢迢，首尾俱端，直上直下，如循长竿。"

《濒湖脉学》："长脉不大不小，迢迢自若，如循长竿末梢，为平；如引绳，如循长竿，为病。"

第四节　脉诊临床运用及意义

一、相类脉比较

1. 浮脉与芤脉

脉浮犹如水漂木，表有余兮里不足。

浮而无力则为芤，傍实中空应淖衄。

摘自《医经小学》。

【歌诀详解】

共同点：脉位均表浅，轻取皆得。

区别点：浮脉举之有余，按之稍减而不空；芤脉浮大无力，中空如葱管。

2. 滑脉与数脉

脉滑往来极流利，指下如珠圆替替。

数则专言至数加，分明滑数非同类。

【歌诀详解】

区别点：滑脉，脉形往来流利，应指圆滑，似急但并不数；数脉，一息五至以上，不足七至。

3. 迟脉与缓脉

脉迟一息来三至，缓比之迟仍小驶。

迟为病冷缓为和，缓大虚风之病起。

【歌诀详解】

共同点：脉率均小于五至。

区别点：迟脉，一息不足四至；缓脉，一息四至，但脉来怠缓无力。

4. 微脉与细脉

微似慈葱细似线，细大于微殊易辨。
应之指下得之心，心内了然皆洞见。

【歌诀详解】

共同点：脉形细小且脉势软弱无力。

区别点：微脉，极软极细，脉搏力弱，按之欲绝，若有若无；细脉，脉搏形小，应指明显。

5. 结脉与代脉、促脉

脉来既数复中止，便呼为促莫狐疑。
阴盛而然非能代，须知止脉易差池。

【歌诀详解】

共同点：脉来时止。

区别点：促脉，脉数而中止；结脉，脉缓而中止。二者歇止均不规则。代脉，脉来一止，其脉率可快可慢，且歇止有规则，歇止时间较长。

二、真脏脉①

雀啄连来三五啄，屋漏半日一滴落。
弹石硬来寻即散，搭指散乱真解索。
鱼翔似有又似无，虾游静中跳一跃。
寄语医家仔细看，六脉一见休饵药。
摘自《医经小学》。

【难点注释】

①真脏脉：是在疾病危重期出现的无胃、无神、无根的脉象。是病邪深重、元气衰竭、胃气已败的征象，故又称“败脉”、“绝脉”、“死脉”、“怪脉”。《素问·玉机真脏论篇》记载：“真脏脉

见，乃予之期日。……诸真脏脉见者，皆死不治也”。

【歌诀总括】

医家对于真脏脉认识不尽相同。一般认为，无胃气之脉，即是真脏脉，其表现为脉失和缓滑利、均匀有力和节律性，肝脉但弦，心脉但钩，脾脉但代，肺脉但毛，肾脉但石。至于另有肝不弦、心不钩、脾不代、肺不毛、肾不石者亦属真脏脉，本节概述了五脏绝脉的特殊表现。

【歌诀详解】

真脏脉，是指无胃、无神、无根的脉象，见于疾病危重期。是病邪深重、元气衰竭的表现。

依据真脏脉的形态特征，可分为无胃之脉、无神之脉和无根之脉。

1. 无胃之脉

特征：弦硬不柔，如循刀刃。

偃刀脉，脉来弦急，如循刀刃；弹石脉，急促坚硬，如碰弹石。多提示邪盛正衰，胃气不现。

2. 无神之脉

特征：脉率无序，脉形散乱。

雀啄脉，连连数急，节律不齐，止而复作，状如雀啄；屋漏脉，屋漏残滴，良久方得；解索脉，乍疏乍密，状如解绳。多提示脾肾阳气衰败，神气涣散。

3. 无根之脉

特征：浮大无根，按之消失。

釜沸脉，浮数之极，至数不清，浮泛无根，状若水沸；鱼翔脉，脉在皮肤，头定尾摇，似有似无；虾游脉，时去须来，形如虾游。多提示阴枯阳越、寒热盛极之象。

【名言名句】

《素问·玉机真脏论篇》：“邪气胜者，精气衰也，故病甚者，胃气不能与之俱至于手太阴，故真脏之气独见，独见者病胜脏也，故曰死。”

《医学入门》："雀啄连来三五啄，屋漏半日一滴落。弹石硬来寻即散，搭指散乱真解索。鱼翔似有又似无，虾游静中跳一跃。更有釜沸涌如羹，旦占夕死不须药。"

三、诊妇人脉

滑数见于月经至，妊娠方在尺脉彰。
胎形已成脉沉滑，临产妇人脉紧数。

【歌诀总括】

本节概述了女性不同生理阶段（行经、临产、妊娠等）的脉象特征。

【歌诀详解】

妇人不同的生理阶段（经、孕、胎产、育），其脉象变化各有不同。

月经脉：月经将至，其脉象为左关、尺二脉，洪大于右侧，口不苦，身不热，腹不胀。闭经，尺脉虚细，为虚闭；尺脉弦涩，为实闭；脉象弦滑，为痰湿阻于胞宫。

妊娠脉：已婚妇女突然停经，脉来滑数冲和，两尺脉滑数搏指，异于寸部脉。

临产脉：妇人临产，其脉多浮数，或滑或紧。尤其在孕妇的中指中节或末节两旁出现脉搏，即是临产之兆。

【名言名句】

《素问·平人气象论篇》："妇人手少阴脉动甚者，妊子也。"

《脉经》："寸口脉洪而涩，洪则为气，涩则为血，气动丹田，其形即温，涩在于下，胎冷若冰。阳气胎活，阴气必终。欲别阴阳，其下必僵。假令阳终，蓄然若杯。"

《诸病源候论》："孕妇诊其尺脉，转急如切绳转珠者，即产也。"

《医存》："妇人两中指顶节之两旁，非正产时则无脉，不可临盆。若此处脉跳，腹连腰痛，一阵紧一阵，二目乱出金花，乃正产时也。"

四、诊小儿脉

小儿脉诊最为难，一指按下定坤乾。
浮数为阳沉迟阴，和缓亦主湿来犯。

【歌诀总括】

本节提示小儿之脉诊的特殊性，除望食指脉络外，“一指定三关”也是针对患儿的脉诊方法。小儿脉象的变化与常人的表现不同，要加以辨别。

【歌诀详解】

小儿脉诊方法如下：三岁以下患儿，要一指总候三部；四岁以上的患儿，则以高骨中线为关，以一指向侧滚转寻三部；七八岁，可以挪动拇指诊三部；九至十岁以上，次第下指，依寸、关、尺三部诊脉；十六岁，施三部诊法。

脉象意义：浮数为阳，沉迟为阴。寒证，多见迟、紧脉；热证，多见数脉；痰食积滞，多见滑脉。小儿肾气未充，重按多不见，若重按乃见，便与成人牢脉同论。

【名言名句】

《本事方》：“凡候儿脉，当以大指按三部，一息六七至为平和，十至为发热，五至为内寒。脉紧为风痫，沉缓为伤食，促为虚惊，弦急为气不和，沉细为冷，浮为风，大小不均为恶候、为鬼祟，浮大数为风、为热，伏结为物聚，单细为疳劳。凡腹痛多喘而脉数者为有虫，浮而迟潮热者谓寒也，温之则愈。”

《婴童类萃》：“小儿脉大多风热，沉细原因乳食结。弦长多是膈肝风，紧数惊风四肢掣。浮洪胃口是火烧，沉紧腹中痛不歇。虚濡少气更兼惊，脉芤便痢并失血。前大后小童脉顺，前小后大必食结。四至洪来主烦满，沉细腹中痛切切。滑主雾露冷所伤，弦长客忤分明说。五至夜甚浮大昼，六至夜细浮昼别。息数平和六至五，此是圣人传妙诀。”

第六章　按　诊

第一节　按诊的方法与意义

按诊本自医圣传，触摸叩按均为施。
胸腹肌膝需体察，病痛随愈腧穴安。

【歌诀总括】

本节概述了按诊的部位以及所涉及的按诊方法。

【歌诀详解】

切诊除了按脉以外，还包括按其他的部位，如按胸腹、按肌肤、按四肢等等。按诊，是指医者直接触摸按压患者体表部位，以了解局部的异常变化，从而推断疾病性质的诊疗方法。它是切诊的有力补充，也是四诊不可忽视的环节。

按诊手法包括触、摸、叩、按四种。①触法：用手接触到患者的皮肤上，感触皮肤的冷、热、润、燥。②摸法：在皮肤上滚动，或按腧穴的方法。③按法：力量较大，按压探病。触、摸、按主要是从部位上来区别，从部位上，触法是刚接触皮肤，摸法是触到肌层，按法用的力量比较大，深至肌肉下面、骨头上面或腹腔。④叩法：用手叩，叩及声音或者波动感、震动感，叫做叩法。叩法分为直接叩击法和间接叩击法。直接叩击法是用指尖或者手指的指掌轻轻地叩打，要叩腹部、胸部。间接叩击法是间接手法，间隔一掌，叫做拳掌叩击法。或者指头不是直接叩在患者身体上，而是叩在医生的手指上，这就叫做指指叩击法。在临床中，各种手法应综合应用，一般顺序为先触摸，后推按，由轻到重，由浅入深，逐层分析病情。

按诊手法包括触、摸、叩、按四种。

在临床中，各种手法应综合应用，一般顺序为先触摸，后推按，由轻到重，由浅入深，逐层分析病情。

按诊施术的部位大体包括：胸部、腹部、肌腠、手足、腧穴。一般按从上至下、先整体后局部的顺序进行按诊。

按诊施术的部位大体包括：胸部、腹部、肌腠、手足、腧穴。一般按从上至下、先整体后局部的顺序进行按诊。

【名言名句】

《金匮要略·腹满寒病宿食病篇》："病者腹满，按之不痛为虚，痛者为实。"

第二节　按诊的内容

一、按胸胁脘腹

宗气①为病虚里②动，胁肋本是肝胆丛。

水气互结大腹满，癥瘕③积聚腹中生。

【难点注释】

①宗气：聚积在人体胸中的气，又称大气。主要由水谷精微和自然界的清气化生。经脾胃消化吸收的水谷精微，上输于肺，与肺吸入的自然界清气相结合便成为宗气。宗气形成后，聚集在胸中气海之处，并贯注于心肺之脉。其主要作用是推动肺的呼吸。凡言语、声音、呼吸的强弱、嗅觉的灵敏度，均与宗气有关。还有协助心气推动心脉的搏动、调节心律的作用，宗气的这一作用影响着人体心搏的强弱、节律和血液的运行，并影响着肢体的寒温和活动能力。临床上，若宗气不足，可出现气短、喘促、呼吸急促、气息低微、肢体活动不便、心脏搏动无力或节律失常等症。

②虚里：位于左乳下心尖搏动之处，是宗气的表现。

③癥瘕：涵盖了各种妇科良性肿瘤，病种较多，是妇科常见病、疑难病证。病机多因脏腑失调，气血阻滞，瘀血内结，气聚为瘕，血瘀为癥。证候以气滞、血瘀、痰湿、湿热等四型多见。

【歌诀总括】

本节概述了按胸胁脘腹的方法，并提示局部异常所反映脏腑的变化。

【歌诀详解】

胸腹大体分为：膈上为胸、膈下为腹，胃脘居上腹，侧胸部从腋下至第十一、十二肋骨的区域为胁，大腹居于脐上，小腹在脐下，少腹为小腹之两侧。

（1）按虚里：首先按有无搏动、搏动部位及范围，再辨搏动强度和节律、频率等，以分析宗气强弱与疾病虚实。常人虚里按之应手，动而不紧，缓而不急。宗气内虚者，微弱无力。甚者，动而应衣，或按之弹手，为宗气外泄之象。

（2）按胸胁：主要体察心、肺、肝、胆等脏器的病变。

肺胀者，前胸高起，按之气喘；水饮内停者，胸胁按之胀痛；外伤者，胸部压痛，伴局限性青紫肿胀。

胁肋血瘀者，胁下肿块，刺痛拒按；肝积者，右胁下肿块质硬，表面平或呈小结节状，边缘锐利，压痛不明显；肝癌者，右胁下肿块质地坚硬，表面凹凸不平，边缘不规则，伴有压痛。

（3）按乳房：乳房的按诊需平着手去按。按乳房的时候，要将乳房划成十字区域，分为内上、外上、外下、内下方向进行。

（4）按腹部：主要分辨腹部软硬、胀满、压痛以及脏器大小等病变，以判断脏腑病位及病性。首先可以触摸腹部以了解腹部的冷、热、软、硬，是否有胀满，然后按压腹部，看里面有没有肿块，有没有压痛。

寒证者，腹冷喜暖，手按得缓；热证者，腹热、喜冷物按放。凡腹痛，喜按者属虚，拒按者属实。按之有充实感觉，有压痛，叩之声音重浊的，为实满；腹部膨满，按之不实，无压痛，叩之作空声者，为气胀。

【名言名句】

《金匮要略·五脏风寒积聚病脉证并治》：“积者脏病也，终不移；聚者腑病也，发作有时，展转痛移为可治。谷气者，胁下痛。”

《重订通俗伤寒论》：“从四逆而至厥，上肢则冷不过肘，下肢则冷不过膝，按其胸腹，久之又久则灼手，始为阳盛格阴之真候。”

二、按肌肤

肌腠寒热当细分，润燥为辨津液关。
可据疼痛理虚实，尺肤为平病邪安。

【歌诀总括】

本节提示肌肤按诊当辨寒热润燥，以辨病性之虚实；按疼痛肿胀，以辨病位之浅深。了解肌肤的寒热润燥，有没有皮疹、结节、肿胀、疮疡。

【歌诀详解】

（1）测寒热：肌肤寒冷，多因阳气衰少；肌肤灼热，体温升高者，多为实热证。甚者，为亡阳之证，见肌肤冷楚、大汗淋漓、脉微欲绝；亡阴之证，见汗出如油、肌肤尚温、脉疾无力。身热初按热甚，久按反轻，属热在表；久按热反甚，属热在里。肌肤初按之不热，稍久则灼手，属身热不扬。

（2）探润燥：新病，皮肤滑润，多为气血未伤；久病，肌枯肤涩，多为气血两伤；肌肤甲错，多为瘀血阻络。

（3）诊疼痛：硬痛拒按者，为实证；按之痛减者，为虚证。轻按即痛者，病属表浅；重按则痛，病属深重。

（4）析肿胀：按之凹陷，举手即起，为气肿；按之凹陷，不能旋起，为水肿。

（5）辨尺肤：常人尺肤温润，富有弹性。热证者，尺肤热甚；气虚者，尺肤较凉；瘀血内阻者，尺肤粗糙，状如鱼鳞。

【名言名句】

《灵枢·论疾诊尺》：“余欲无视色持脉，独调其尺，以言其病，从外知内。……审其尺之缓急、小大、滑涩，肉之坚脆，而病形定矣。”

《诊家正眼》：“脉数，尺之皮肤亦数；脉急，尺之皮肤亦急；脉缓，尺之皮肤亦缓；脉涩，尺之皮肤亦涩；脉滑，尺之皮肤亦滑。”

三、按手足

手足俱可查寒热，手心额头共参合。

轻举按诊观小儿，病机亦在手指间。

【歌诀总括】

本节提示了按手足的方法及顺序。

【歌诀详解】

寒证者，多见于疾病初起，主因阳虚寒盛。热证者，多见于手足俱热，主因阳盛热炽。额热甚于手心，多为表热；手心热甚于额，多为里热。

小儿指尖冷，主惊厥；中指独热，多为外感风寒；中指末独冷，多为麻、痘将发之象。

【名言名句】

《内外伤辨惑论》："内伤及劳役饮食不节病，手心热，手背不热；外伤风寒，则手背热，手心不热。"

四、按腧穴

腧穴①本是反应点，十二经脉走行观。
蛔厥肠痈俱占验，辅助诊断此为先。

【难点注释】

①腧穴：是人体脏腑经络之气输注于体表的部位，是针灸治疗疾病的刺激点与反应点。腧与"输"通，有转输、输注的含义；"穴"即孔隙。所以，腧穴的本义即是指人体脏腑经络之气转输或输注于体表的分肉腠理和骨节交会的特定的孔隙。腧穴可分为经穴、经外奇穴和阿是穴、耳穴四类，其功能是输注脏腑经络气血，沟通体表与体内脏腑的联系。

【歌诀总括】

本节概述了腧穴在辅助诊察疾病中的重要意义。

【歌诀详解】

正常腧穴按压时无压痛、无结节，常伴有酸胀感。

不同的疾病，在其相应的腧穴反应点上会有所体现。如肺病：中府、肺俞、太渊；心病：巨阙、膻中、大陵；肝病：期门、肝俞、太冲；脾病：章门、太白、脾俞；肾病：气海、太溪；胃病：胃俞、足三里。还有某些疾病有特殊的反应腧穴，如蛔厥者，双侧胆俞疼痛；肠痈者，阑尾穴有压痛。

【名言名句】

《灵枢·九针十二原》："五脏有疾也，应出十二原，而原各有所出，明知其原，睹其应，而知五脏之害矣。"